El Juguete Erótico

O. SABINO

EL JUGUETE ERÓTICO

COLECCIÓN **LEATHER**

LIBIDO

Foto cubierta: © David Vance, Miami

Diseño y maquetación: M. Garrido

ODISEA EDITORIAL, S.L.
Espíritu Santo, 33 - 28004 Madrid
Tel.: 91 523 21 54 - Fax: 91 522 74 83
e-mail: odisea@ctv.es

ISBN: 84-930620-2-2
Depósito Legal: M-34.190-1999

Impreso en España/Printed in Spain
Impresión: COFAS

Nota del autor:

En este volumen he reunido relatos diversos para diferentes gustos. Algunos de ellos, a lo mejor, sugerirán a ciertos lectores otras formas de practicar su sexualidad en las que hasta hoy no habían pensado. Éste es un libro dirigido a explorar y también a exaltar los deseos humanos. Mi intención, además de la usual -que todos disfruten con la lectura- es alentar a los lectores para que se sientan orgullosos de sus cuerpos, de sus necesidades, de su sexualidad y del más potente de nuestros órganos eróticos: la imaginación.

El Juguete Erótico

Por primera vez desde que terminé el instituto, y a pesar de que tenía que conseguir un trabajo urgente, aquel verano sentí que la suerte empezaba verdaderamente a sonreírme. ¡Y eso fue antes de que todo lo mejor empezara a suceder!

Un amigo me recomendó al encargado de la limpieza de la residencia de estudiantes; uno de los empleados que limpiaban los dormitorios había tenido un accidente de moto y, como necesitaban un sustituto para poder tener todo listo en dos semanas para los grupos que se instalarían allí durante los cursos de verano, me dieron el puesto temporal. Mi trabajo consistía en fregar los suelos de los cuartos que estaban realmente mugrientos.

Era un tarea dura y sucia que nunca antes había hecho y, como sólo quedaban dos semanas para terminarlo todo, no había un horario definido. ¡Joder! Al final del día estaba tan cansado que no tenía fuerzas ni para hacerme una paja, una costumbre que mantenía constante desde los diez años. Algunos de los tíos que trabajaban conmigo pensaban que yo era un besaculos porque curraba mucho, pero como yo no sabía si iba a conseguir otro trabajo al terminar con este, ignoraba sus bromas y aprovechaba todas las horas extras que quisieran darme. El último día me di cuenta de que mi dedicación había dado buenos resultados. El tío a quien yo estaba reemplazando tenía una pierna rota y no podría volver a su puesto durante algún tiempo, y mi jefe me ofreció quedarme a trabajar allí el resto del verano.

Tal vez muchos piensen que eso de limpiar suelos para ganarse la vida no es un trabajo muy rentable, aunque, para mí, recién salido del instituto, sin experiencia laboral, el puesto era ideal. Podría juntar algún dinero para viajar, o quizá para pagar el depósito del alquiler de un piso y vivir por mi cuenta o, al menos, sólo para sentirme independiente.

En la universidad tienen todo tipo de programas de verano, cursos intensivos de español para extranjeros, cocina, deportes, convenciones, congresos, en fin, de todo. Nadie puede imaginarse el cosquilleo que sentí en mi entrepierna cuando me dijeron que estaba asignado nada menos que a... ¡la escuela de fútbol de verano!

Allí van jóvenes que vienen de todo el país para pasar tres semanas en cursos intensivos que incluyen clases de mañana, de tarde, prácticas y también torneos. ¡Los hacían trabajar como esclavos! Todos los dormitorios apestaban a sudor rancio. Creo que mi polla estuvo tiesa la mitad del tiempo que trabajé allí. ¡Mi pobre rabo mendigaba un poco de alivio! Si a eso uno le agrega que durante mi turno tenía que ver, por lo menos dos veces al día, a todos esos chicos bañándose y paseándose desnudos por los pasillos, cualquiera se dará cuenta de por qué tenía que ser metódico con mi trabajo. No era fácil tener que trabajar en medio de todos esos culos redonditos y acolchados, o de esas pollas balanceándose de un lado a otro, y las joyas de la familia -algunas cubiertas por una selva de vellos, otras suaves como el culo de un bebé- todo eso era suficiente como para transformar a cualquier maricón en una planta de bombeo.

Pero me contuve bastante bien. Ya tenía unas cuantas experiencias vividas; había empezado después de cumplir los catorce años; tenía una par de amigos "especiales" que estaban preparados para todo, sólo tenía que llamarlos y ellos acudían al instante, por supuesto que siempre y cuando yo no contara a nadie nuestros "experimentos". A veces también visitaba un famoso servicio temporal, que desapareció hace ya algún tiempo, que había en el campo de la universidad, donde ligaba invariablemente. También jugaba con algunos chicos de la escuela que, después de emborracharnos, querían follar y que al día siguiente se levantaban diciendo: "¡Mierda! ¡Que borracho estaba anoche que hoy no recuerdo un coño de lo que hice!".

Como estaba allí de empleado temporal sólo durante el verano, traté de ser lo más discreto que pude. No quería que un simple momento de calentura me hiciera perder el empleo. Tampoco tenía ningún interés en que alguno de esos chicos terminara corriendo la voz y después me cayeran todos encima, no exactamente porque estuvieran calientes. Pero no hacía ningún esfuerzo por controlar mis fantasías.

De toda la carne que había ese verano en los dormitorios, probablemente el ejemplar más destacable de todos era Jürgen, uno de los instructores, un jugador profesional que habían contratado en Alemania para enseñar a los chicos españoles que asistían al curso. Cada vez que lo veía, con sus pantalones apretados y esa camiseta rayada, podía sentir mi corazón saltando fuera de mi pecho. Él tenía un cuerpo compacto, con un par de piernas con las que podría haber prensado a otro tío rompiéndolo en pedazos, como si fuese una nuez, y unas nalgas tan redondas y prominentes que me dejaban sin aliento. El día en que lo vi por primera vez saliendo de su cuarto, yo estaba pasando la aspiradora, él se movía libremente vistiendo nada más que un suspensorio. Creí que estaba enfrentándome a una visión del paraíso. Tenía un culo que parecía dos globos cubiertos por un vello corto y rubio que convergían hacia la selva que nacía en el abismo que le separaba las nalgas. Y la parte de delante le cubría un paquete como nunca había visto hasta entonces.

Cuando pasó por mi lado, tuve la intención de aspirarle el suspensorio con la máquina, pero me contuve y me comporté como si no pasara nada. Unos minutos más tarde, cuando tuve la oportunidad, me encerré en uno de los baños para aliviarme de una de las acumulaciones instantáneas de leche más difíciles que he tenido en mi vida.

El compañero de cuarto de Jürgen se llamaba Ahmed, y era marroquí, más alto y delgado, lampiño, con piel de color café con leche. Jürgen tenía una voz profunda, pero la voz de Ahmed poseía ese sonido cantarín que tienen las voces de los marroquíes, y que siempre me provoca tanto morbo. A veces fantaseaba acerca de lo que estarían haciendo los dos solos en su cuarto después de que todos los estudiantes se iban a dormir. Los imaginaba a los dos desnudos, echándose uno sobre otro hasta que todo el cuarto oliera peor que un vestuario después de un partido. Creía verlos cogiéndose las pollas y los culos como si no hubiesen visto nada de eso en años, y peleándose por estar arriba cuando en realidad querían estar abajo.

Pero eso era sólo mi fantasía, no tenía nada que ver con la realidad.

Recuerdo que un martes, antes de la hora del almuerzo, me encontré -no por total coincidencia- frente a la puerta del cuarto que ocupaban los dos entrenadores. Para entonces ya habían terminado con las prácticas de la mañana, pero aún no era hora para que alguien apareciera por los dormitorios.

No sé cómo lo hice, pero me atreví a abrir la puerta de Jürgen y Ahmed. Dentro había un tufillo especial, olor a macho caliente. Ninguno de los dos era demasiado apañado con el cuarto. Como durante los últimos días el calor había sido insoportable, me pareció extraño que las ventanas y las cortinas estuviesen cerradas. Justo cuando iba a abrirlas para ventilar un poco la habitación, noté que sobre la cama de Jürgen había un par de calzoncillos blancos. Estaban enredados con el suspensorio, tirados sobre las sábanas revueltas. Me detuve en el medio del cuarto, casi paralizado. La puerta estaba cerrada. Nadie aparecería por allí antes de media hora, quizá más. Primero retrocedí, luego caminé directamente hasta la cama. No podía resistir la tentación. Los miré; vi todas las manchas amarillentas que había en el suspensorio, también algunos pelos que estaban atrapados en la tela. Me quedé observándolo, imaginando lo que ese suspensorio había estado cubriendo unas pocas horas antes. Podía verlo estirado sobre esa montaña peluda que Jürgen se rascaba muchas veces. Lo imaginaba quitándoselo, lentamente, hasta que quedaba desnudo y empezaba a jugar con su rabo, sacudiéndolo, hacia arriba y hacia abajo, como si buscara enfriarse un poco, o montando una escena para llamar la atención de Ahmed, bromeando para ver si lograba poner cachondo a su compañero marroquí.

Mi mano derecha ya estaba donde cualquiera puede imaginar, sobando mi bragueta que podía explotar en cualquier momento impulsada por mis veintiún centímetros apretados debajo de mis pantalones. Hacía una hora y media que me había hecho la última paja de la mañana, pero en ese momento me asaltó un ataque de lujuria como hacía mucho tiempo no tenía.

¡Qué coño! Nadie aparecerá por aquí en la próxima hora. ¿Por qué no darme el gusto?

Sin dejar de mirar las manchas y los pelos que había en los calzoncillos y en el suspensorio de Jürgen, me abrí los pantalones y saqué mi palo para que él también oliera ese aroma tan especial que flotaba en el cuarto.

Sabía lo que tenía que hacer. Me bajé un poco el pantalón para poder acariciarme las nalgas –*¡Oh, sí!* –me dije mientras escupía la palma de mi mano y empezaba a acariciarme la polla. En mi cabeza continuaba proyectando la imagen del entrenador alemán, desnudo, dejando que sus manos corrieran provocativamente en la piel de su culo. Mi atención seguía concentrada sobre lo que estaba entre las sábanas. Me incliné acercándome a ellos, más, y más cerca, moviéndome lentamente, y deslicé mi mano izquierda debajo de la camisa para pellizcarme los pezones.

Sí, Jürgen, pellízcalos. Pellízcamelos bien. Me sentía como si estuviese hipnotizado, como uno de esos viejos dibujos animados en los que yo bien pudiera haber sido el ratón y los calzoncillos y el suspensorio, la víbora que intenta atraparlo. De repente sentí que mis rodillas estaban apoyadas en el borde del colchón y, entonces, perdí el control. Me dejé caer hasta que mi cara quedó pegada a ese envoltorio de masculinidad, un poco duro y oliente. Clavé mi cabeza en ellos, aspiré ese aroma mezcla de sudor con pis, y -de eso estoy seguro- leche seca. Abrí la boca y empecé a chuparlos para sentir el sabor de Jürgen y dejar que esos pelitos se me clavaran entre los dientes mientras lengüeteaba esas líneas amarillentas. Lamí hasta que el suspensorio quedó brillante de tanta saliva.

Me tiré hacia un costado cogiendo los calzoncillos con los dientes. Quedé boca arriba sobre la cama. Los cogí con una mano y empecé a refregármelos por el pecho. Mis pelotas ya estaban mendigándome un alivio, pero yo no quería que mi orgía privada acabara tan pronto. Para entonces, los pantalones ya me colgaban por las rodillas y tenía el dedo índice entrando y saliendo de mi culo. Volví a meterme los calzoncillos en la boca mientras enrollaba el suspensorio alrededor de mi polla. Estaba alucinando, como si estuviese bien colocado, y suspiraba sin parar: *Jürgen, Jürgen, Jürgen...*

–¡Jürgen!

Allí estaba él, quieto debajo del marco de la puerta, con los brazos cruzados y los ojos azules encendidos. En los labios tenía dibujada una sonrisa que yo no podía distinguir, tal vez cruel, quizá juguetona. Fue como si, por un segundo, todo hubiese quedado detenido, ni siquiera volaba una mosca. Por dentro yo rezaba cuanta oración venía a mi mente. *¿Cuánto hacía que el alemán estaba allí, mirándome?* Estaba tan asustado que ni siquiera pensé en mirarle el paquete para ver si le había crecido mirándome.

Él murmuró una frase en alemán y, después, oí que cerraba la puerta de un golpe. De repente estaba de pie junto a la cama, parecía una torre desde mi posición. Traté de levantarme, pero él me empujó nuevamente sobre el colchón e, inmediatamente, sentí sus rodillas presionando mis hombros. Cogió los calzoncillos y el suspensorio con una mano y los levantó a la altura de su cara de dios nórdico.

–Te gustan, ¿no es cierto?

Luché intentando zafarme, pero él me cogió los dos brazos con una sola mano y me dio una sonora bofetada.

–Así es, te gusta. Y como parece que a ti te gusta mucho, ¡entonces voy a dártela!

Aún no me había recuperado de mi sorpresa ante su llegada, cuando él ya estaba metiéndose el dedo gordo por el elástico del calzoncillo para bajárselo. Y, de un sólo golpe, su polla saltó quedando a un milímetro de mi cara. No era tan larga como la mía, pero era el rabo más grueso que he visto. La punta era casi tan grande como el puño de un niño, y las venas parecían tuberías que palpitaban como si fueran un cohete listo para despegar. No podía creer lo que estaba viendo, Jürgen empezó a refregármela sobre los labios.

–Chúpala bien, guapo. Chupa una verdadera polla.

Abrí la boca y, por un momento, tuve ese cañón apuntándome, directamente delante de mis ojos. ¡Dios mío! ¡Era un aparato monstruoso! Después, Jürgen me la enterró hasta la garganta de un solo golpe. Creo que se me inflaron las mejillas y empecé a lagrimear. Era como si estuviese tragándome un puño entero. Me la sacó un poco, pero sólo un momento, inmediatamente volvió a metérmela. Esta vez la enterró con tanta fuerza que la garganta se me contrajo y me ahogué. La sacó un poco para que yo pudiera respirar, y volvió a clavármela más profundo que antes.

Esa vez tragué aire y aguanté.

Me dio una lenta y metódica follada bucal. Mi garganta estaba a su merced, y él me golpeaba las amígdalas como nunca me las habían golpeado hasta entonces. Me dolían las mandíbulas de tener que abrir tanto la boca para poder tragarme semejante instrumento; un instrumento que parecía crecerle y ponerse más caliente con cada nuevo golpe. Una vez tras otra mi nariz quedaba aplastada contra su vientre, y sentía su vello bañado en transpiración, ¡sudor de futbolista!

Creí que estaba alucinando. Chupaba ese mástil como si mi vida dependiese de ello. Tal vez no me equivocaba. Le hacía cosquillas con la lengua, y me lo tragaba como si mi boca fuese una aspiradora. Trabajé duro para demostrarle las virtudes que poseía en ese campo. Cada vez que sus bolas me golpeaban el mentón, sentía una vibración recorriendo todo mi cuerpo, y mi rabo amenazaba con empezar a escupir toda la leche que estaba pugnando por salir.

La follada bucal, que había estado dándome hasta ese momento, había sido profunda y precisa pero, en el mismo momento en que sentí que su polla comenzaba a lagrimear dentro de mi boca, empezó a empujar con más fuerza que antes. De repente miré hacia arriba, vi que Jürgen echaba la cabeza hacia atrás y pude admirar cada uno de los músculos de su pecho endureciéndose como piedras. De sus labios escapó un grito de guerra vikingo. En ese mismo momento, sacó su polla de mi boca y mi cara fue cubriéndose de leche, mientras él caía sobre mí, refregándomela por toda la cara.

Pasó un minuto, luego otro, y yo seguía inmóvil y sin decir palabra. Me sentía exhausto y, por más que hubiese querido moverme, no habría podido, pues tenía todo ese cuerpo alemán sobre mí. Jürgen estaba bañado en sudor y respiraba como si hubiese jugado los noventa minutos sin descansar. Finalmente empezó a moverse. Sentí como su polla iba despegándose de mi cara mientras él se ponía de pie. Y allí estaba, de pie enfrente de mí, desnudo.

–La chupas muy bien –dijo mientras buscaba una toalla para secarse la cara– Desnúdate ahora.

No sabía muy bien qué debía hacer, me quedé quieto durante unos segundos. Él no me había insultado, ni me había golpeado, ni siquiera estaba enfadado por encontrarme chupando su ropa interior, al contrario, me había dado algo con lo que yo soñaba todo el tiempo.

Y, ¿ahora?, ¿qué sucederá ahora?

–Ahora quiero que te desnudes –me dijo sin vacilar, sabiendo lo que buscaba de mí.

Me quité los zapatos, los vaqueros y los calzoncillos casi al mismo tiempo, la camisa ya la había perdido en la batalla anterior.

–No estás nada mal.

Jürgen me miraba, estudiándome de arriba a abajo, después sonrió y me dio una palmada en las nalgas.

–Ven aquí –dijo mientras me cogía por un hombro y me llevaba con él hacia el sillón de su escritorio– Esperaremos a que llegue Ahmed –agregó mientras se sentaba– Mientras tanto te daré de comer, creo que estás hambriento.

Levantó las piernas y las puso sobre el escritorio, al mismo tiempo que deslizaba su cuerpo hasta que el culo le quedó colgando del sillón. Cuando vi eso creí que me desmayaría. Nunca había enfrentado una visión semejante: los muslos marcados de músculos, las nalgas cubiertas de vello, las bolas cayendo entre las piernas, su polla blanda apuntando directamente hacia abajo y, casi perdido entre su cuerpo y el asiento, pude ver la línea de su raja oscura que fue abriéndose hasta mostrarme el brillante capullo de rosa que se le formaba en el agujero del culo.

–¡Come! –dijo casi ordenándome, con un tono más firme que antes.

Me arrodillé enfrente de él y empecé a chuparle suavemente una de sus nalgas, después la otra. Podía sentir el olor a transpiración que emanaba de su raja. Mi lengua comenzó a moverse en círculos alrededor de su culo hasta rozarle las bolas, también pasaba la lengua por la punta de su polla que ya estaba empalmándose nuevamente. No podía dejar de chuparlo por todos lados, estaba completamente entregado a adorar su cuerpo. Él gemía de placer.

–¡Come!

Cogió la parte de atrás de mi cabeza y hundió mi cara en las profundidades de su gran cañón. Tragué una buena bocanada de aire y creí que ya había llegado al paraíso. Después de haberle saboreado el culo una sola vez, supe que había hallado la manzana perfecta. Jürgen movía el trasero sin parar, de arriba hacia abajo y de un lado al otro, refregándolo sobre toda mi cara, y yo lo adoraba como un esclavo debe adorar a su amo.

Durante casi media hora bañé con mi lengua ese delicioso culo rubio, blanco y peludo. Mordisqueaba levemente esos glúteos de granito, le daba lengüetazos en las bolas y, a veces, me metía una en la boca, luego la otra, después las dos juntas. Mi cabeza se movía como si estuviese desarticulada, y mi lengua exploraba todos los lugares posibles mientras miraba su polla, que crecía hasta que llegó a convertirse en una roca. Mil veces recorrí esa raja desde su nacimiento hasta la entrepierna y nuevamente hacia arriba, dejándola más limpia de lo que pudiera haberla tenido en toda su vida, reemplazando la humedad de su sudor con el brillo de mi saliva, sintiendo como me raspaba la cara toda su maravillosa pelambre.

Y, por supuesto, pasé muchos de esos minutos mamando su arma letal que no dejaba de llorar lágrimas blancas y pegajosas. Cuando me di cuenta de que lo que a Jürgen más le gustaba era que pasara mi lengua alrededor del agujero de su culo, empujé mi cara contra sus nalgas y se lo chupé con tanta fuerza que parecía que quisiera sacarle los intestinos hacia afuera. Acariciaba ese agujero casi sacándole lustre; mi lengua entraba y salía como si mi boca estuviese arrojándole dardos. Él no dejaba de hablar; usaba el lenguaje más morboso que yo había oído, y era mejor aún cuando decía palabras en alemán, que yo no entendía, pero que me ponían más salvaje aún.

De pronto se levantó y me empujó al suelo. Se sentó sobre mi cara y clavó su culo de atleta en ella, más abierto que antes, buscando con más ansiedad los deleites que le provocaba mi lengua. Mientras tanto, yo jugaba frenéticamente con mi polla, pajeándome como un animal y apretándome las bolas para no correrme.

En ese momento se abrió la puerta del cuarto.

Allí estaba yo, en el suelo. Jürgen, el rubio futbolista alemán escapado de un sueño erótico, usando mi cara como un trono. Sus bolas calientes y comprimidas apretaban mi nariz, y la mitad de mi lengua estaba perdida dentro de su agujero rosado y sedoso, dándole lo que tanto le gustaba. Mi polla tan tiesa como un mástil y, como él estaba tan caliente, no era difícil imaginar que la suya estaría dura y que seguramente partía el aire que la rodeaba.

¡Qué momento para que entrase su compañero de cuarto!

Ni bien escuché que se abría la puerta, intenté escurrirme de abajo de Jürgen, pero él me mantuvo allí, aplastando sus nalgas con más fuerza sobre mi cara, haciendo que toda esa selva rubia que las cubrían me impidiera ver lo que estaba sucediendo.

–¡Come! –volvió a ordenarme.

Yo, como soy obediente, comí. Lancé una bocanada de saliva en medio de esa raja carnosa y enterré mi lengua dentro de su culo lo más profundo que pude. Sentí que cogía mis piernas por debajo de las pantorrillas y que iba separándolas y levantándolas hasta que quedé completamente abierto, con el agujero de mi culo apuntando directamente hacia la puerta.

–Hola, Ahmed –su voz salió como un ronco gemido.

Escuché que la puerta se cerraba. Jürgen movió su culo hacia ambos lados y lanzó otro gemido como el anterior. Yo seguí haciendo mi trabajo lingual, como si ignorase todo lo que sucedía. Primero oí pasos que se acercaban, luego sentí una mano caliente que acariciaba mis nalgas; primero una, después la otra, muy suavemente, apenas rozándolas, casi sin tocarlas. Ese primer contacto me hizo temblar. Retiró sus manos e, inmediatamente, sentí su dedo recorriendo mi raja y haciéndome cosquillas en el agujero. Mi lengua se enterraba más y más en el culo de Jürgen, la clavaba con la más salvaje lujuria.

Pude ver a Ahmed sonriendo.

–¡Bueno, esta vez sí tenías razón! –dijo con una voz casi metálica, muy marroquí. Era la voz de Ahmed, la misma que me ponía tan cachondo cuando lo *escuchaba* hablar mientras limpiaba los pasillos de los dormitorios–¿Vale la pena?

–Puede hacer *cualquier* cosa que le ordenes –dijo Jürgen con un tono casi brusco.

–¡Si no lo hiciera estaría en apuros!

–Alemanes, ¡siempre tan autoritarios! –respondió Ahmed con un tono casi burlón.

Jürgen sonrió entre dientes.

–Esto les encanta a los jóvenes españoles, ¿te habías dado cuenta ya? –dijo mientras refregaba su culo con más fuerza contra mi cara. Yo seguía devorando ese manjar como si fuera la primera vez que comía en varios meses y, mientras más me llenaba la boca con ese culo teutónico, más y más tiesa se ponía mi polla.

–Le gusta recibir órdenes. ¿Quieres ponerlo a prueba?

Sentí que el dedo de Ahmed ejercía más presión sobre mi agujero.

–Seguro.

Su dedo entró completo, hasta que la mano rozó mis nalgas. Por un momento me quedé sin aire pero, como no podía hacer nada, respiré hondo y seguí comiendo el culo de Jürgen mientras mis piernas no dejaban de bailar en el aire.

–No, no, no. No te apures tanto, Ahmed; he sido yo el que lo ha encontrado y seré yo quien lo folle primero –dijo el alemán mientras se levantaba de golpe.

Levanté los ojos y, desde el suelo, pude verlos a los dos juntos: Jürgen, peludo, rubio, blanco y fornido; Ahmed, lampiño y de piel muy suave, de color chocolate, con una figura de mimbre. Los dos con las pollas tiesas, necesitadas de toda la atención que pudiese darles; lo que ambos realmente se merecían.

–Está bien. Es lo justo. Pero antes quisiera que me cuentes *cómo* lo encontraste –respondió Ahmed con un suspiro de resignación.

Jürgen sonrió y volvió su cabeza hacia la cama donde aún estaban sus calzoncillos y su suspensorio. Los dos, al mismo tiempo, estallaron en sonoras carcajadas.

–Mordió el anzuelo –dijo Jürgen– Cuando entré estaba chupando mi ropa interior, me dio pena, pensé que el pobre chico debía tener hambre, entonces, como soy una buena persona, decidí darle una verdadera comida para alimentarlo un poco. Después hice que me lavara bien. Y te aseguro que sabe perfectamente cómo hacerlo.

Jürgen se reía pasándose el canto de la mano por la raja.

–Pero ahora voy a follarlo, y le echaré el polvo que se merece.

–Desnudo se le ve aún mejor que con ropa –sonrió Ahmed agachándose y cogiéndome por el hombro. Él era mucho más suave y cortés que Jürgen.

–Ven aquí.

Se sentó en el sillón y e hizo que me arrodillase enfrente de él. –Muéstrame lo bueno que eres para chupar, quiero confirmar lo que Jürgen me ha contado.

Su polla era larga, una de las más largas que jamás haya visto, y, aunque no era tan gruesa como la del alemán, me tenía hipnotizado. Como estaba circuncidado, la punta le colgaba fuera de la piel, rosada como una fresa escapando de una barra de chocolate. Tenía los pantalones cortos bajados hasta las rodillas, el suspensorio colgando hacia un costado, muy húmedo, con una mancha oscura en el frente. Su sudor tenía un olor a transpiración limpia.

–¡Chúpamela! –dijo con un tono muy tierno– Acércate más y tómala entre tus labios.

No tuvo que pedírmelo una tercera vez. Si el tratamiento rudo de Jürgen me había puesto más cachondo que un perro en celo, la súbita dulzura de Ahmed hacía que me derritiese como un cubo de hielo bajo el sol. Deslicé mis labios por ese magnífico trozo de carne oscura, completamente convencido de que le daría la mamada más maravillosa que el marroquí hubiera recibido en toda su existencia. Mi lengua recorrió suavemente la punta de su polla, prestándole buena atención al agujero que corona la punta, después, gradualmente fui maniobrando hacia el tronco, lamiéndole la piel que lo cubría. Creo que tenía restos de leche pegados, seguramente estarían allí desde su última paja. Y los fui limpiando todos, uno a uno, hurgando alrededor de la corona de su virilidad que aún estaba un poco escondida debajo de la piel. Con los labios y los dientes fui empujando esa hermosa corona hasta que conseguí bajarle toda la piel y dejar el tronco al descubierto. Ahmed no paraba de gemir ni de suspirar.

Jürgen estaba de pie junto a nosotros, mirando en detalle, masajeando su gruesísima polla, que parecía estar más tiesa que antes, y murmurando incomprensibles palabras en alemán que, por el calor del momento, no resultaban muy difíciles de descifrar. Mientras tanto, yo, el centro del espectáculo, seguía adorando la polla de Ahmed; tragándomela hasta sentir los pelos cosquilleando en mi nariz, chupándola, jugando con ella dentro de mi boca, estirando el tiempo y el placer deliberadamente. La polla de Ahmed iba creciendo, con cada embate de mi lengua iba haciéndose más y más larga. Podía sentir su respiración rozando mi frente; cada vez que exhalaba, sonaba como un silbido. Finalmente, me concentré lo más que pude, relajé mi garganta, y todo ese rabo marroquí se perdió dentro de la oscuridad húmeda de mi boca.

–¡Oh, sí, sí! –suspiró Ahmed empujando mi cabeza hacia su polla con mucha suavidad, casi acariciándome el cabello.

No sé cómo lo hice: me la tragué infinitas veces, me llegó más profundo que la de Jürgen, probablemente más allá de lo que cualquier otra polla ha llegado en mi garganta. Sentía como se deslizaba y como se movía empujando para llegar más lejos aún. Me sofocaba, pero luché para retenerla dentro de mi boca. Los ojos se me llenaron de lágrimas, mi corazón galopaba fuera de control, pero tenía la nariz llena del rico aroma que emanaba de la entrepierna del marroquí. Me relajé mucho más pronto de lo que esperaba; él volvió a empujar su polla, y esta vez llegó más lejos que todas las anteriores.

De pronto, aún con la polla de Ahmed clavada en mi garganta, sentí dos manos cogiéndome de las caderas y levantándome el culo en el aire. Un leve toque en los tobillos me indicó que debía separar las piernas. Yo seguía con la cara hundida en todo lo que colgaba de la entrepierna de Ahmed. Estaba doblado y con el culo bien abierto, más alto que mi cabeza, y temblando deliciosamente de sólo pensar en todo lo que estaba recibiendo de esa gloriosa polla importada de Marruecos. Sentí las manos de Jürgen estrujando mis nalgas, abriéndolas, separándolas, jugando duro con ellas; acariciándolas y pellizcándolas. Después oí como se ensalivaba los dedos y empezaba a metérmelos en mi pozo de placer. Primero uno, luego dos.

–¡Oh, sí! ¡Chúpame! ¡Sigue chupándomela así! ¡Nadie me ha dado tanto placer como tú! ¡Eres fantástico! –gemía Ahmed.

–¡Hmmm! Tienes el culo bien cerrado, se ve que no ha tenido demasiado uso todavía.

El duro acento alemán de Jürgen volvía mi culo completamente salvaje. Empuje mis nalgas contra esos dedos mágicos mientras seguía gozando y llenando de placer a esa polla del norte de África.

Jürgen empezó a darme algunas palmadas en las nalgas, suaves, metódicas, con precisión teutónica. La mano iba cayendo cada vez con más fuerza sobre mi culo. Jürgen era algo despiadado con él. Ya me ardían las nalgas. Pero no me importaba, yo seguía chupando apasionadamente la polla de Ahmed que me servía de mordaza para no gritar porque las palmadas comenzaban ya a dolerme. Si no hubiese estado tan cachondo, me hubiera puesto a gritar, pero, con ese chocolate marroquí en la boca, era imposible.

La combinación de la ternura que Ahmed me daba por la boca y el abuso que Jürgen descargaba sobre mi culo era mágica, lo más ardiente que he conocido, nunca soñé con semejante escena, ni con ser el protagonista de la misma.

–¡Fóllalo, Jürgen! –murmuró Ahmed– ¡Ábrele el culo bien grande!

Los dedos del alemán se abrían como tijeras dentro de mí, estirando los tejidos hasta donde podía hacerlo, abriéndome tanto los labios del culo que en ese momento me podrían haber clavado dos pollas al mismo tiempo. De pronto, Ahmed me cogió por las orejas y mantuvo la punta de su rabo más allá de mi garganta. Jürgen me soltó el culo, pero sólo por un momento. Me di cuenta que estaba poniéndose un condón. Después, sus dedos jugaron alrededor de mi agujero mientras lo llenaba de lubricante. Volvió a ponerse de pie detrás de mí y, en menos de un segundo, creí que iba a partirme en dos. Nunca había tenido una polla tan gruesa abriéndome el culo, si alguien me hubiera dicho que esto me iba a suceder, me hubiese echado a reír hasta caerme al suelo.

Mi culo gritaba como si lo estuviesen partiendo en dos. Hubiese querido aullar, pero con la boca tan llena como la tenía no era posible. Si bien mi agujero había sido satisfecho muchas veces antes, jamás había experimentado con semejante arma letal, y no sabía qué debía hacer para seguir adelante. Pensé que mis incesantes espasmos estarían a punto de cortársela al alemán. Mientras me contorsionaba tratando de acomodarla dentro de mí lo mejor posible, me di cuenta de que todavía no me la había enterrado, ¡sólo tenía la punta de su rabo dentro del culo!

¿Podría llegar a tragármela toda?

Sentí que Jürgen empujaba con más fuerza que antes, toda su polla empezaba a desaparecer dentro de mi agujero como si fuese el Titanic partido en dos y hundiéndose hasta llegar al fondo del océano. Las manos del alemán se aferraban con firmeza a mis caderas, moviéndolas a su antojo, en tanto que las del marroquí se mantenían rígidas detrás de mi cabeza para que mi boca hiciera lo que él quería que hiciese. No había nada que yo pudiese hacer o decir, sólo disfrutar el momento, pues sabía que algo semejante nunca se llegaría a repetir; no todos los días podemos tener el culo taponado por una de las pollas más gruesas que se hayan visto, saboreando, al mismo tiempo, esa super barra del mejor chocolate producido en Marruecos. Por un momento pensé que iba a desmayarme. Inmediatamente después, todo el dolor desapareció y creí que había llegado a las puertas del paraíso.

Muy lentamente, pero con un ritmo que era casi como una coreografía perfectamente calculada, los dos empezaron a empujar sus pollas contra mis orificios, Jürgen por el de salida y Ahmed por el de entrada. Mis manos se aferraban con fuerza a las nalgas del marroquí, podía sentirlas ondulándose cada vez que me enterraba la polla en la garganta. No podía creer que tenía semejante habilidad y que, hasta entonces, ¡nunca me había dado cuenta! Mientras tanto, por el otro lado, la peluda entrepierna del alemán resonaba como un eco golpeando mi culo ya enrojecido –entraba y salía, entraba y salía, y nunca se cansaba–. Yo estaba en la estratosfera, atrapado entre esos dos atletas, tal como lo había imaginado, y como lo había soñado, hasta que el sueño llegó a ser realidad.

Y ellos estaban locos de placer también, disfrutando cada segundo de todo lo que mi cuerpo les ofrecía. Escuchaba la respiración agitada, enloquecida, casi furiosa de Jürgen que no dejaba de partirme el culo en dos; gimiendo, suspirando, casi aullando como un lobo en noche de luna llena, presionando su vientre contra mi culo para que su gruesa polla entrara toda por la suavidad de mi agujero, y sacándola como si buscase que yo mendigara para que volviera a clavármela. Cada vez que levantaba los ojos veía la cara de Ahmed, transfigurándose cada vez que sentía que su polla raspaba mi garganta, mi ansiosa garganta hambrienta.

No podía decidir qué era lo que realmente quería: que los dos eyacularan al mismo tiempo, en ese mismo instante, o no. *Correrse o no correrse, ésa es la cuestión.* La ilusión de que la leche caliente de mis dos entrenadores saltara a la vez dentro de mis dos orificios mágicos, para entrar y mezclarse en el punto medio de mi cuerpo, me hacía alucinar. Pero no, realmente no quería que todo acabara tan pronto, quería seguir siendo el juguete sexual de esos dos futbolistas durante todo el tiempo que fuera posible.

Sentía el cuerpo dormido, pero feliz, como si estuviese bien colocado. Era tal mi estado eufórico que creía que estaba alcanzando el más alto nivel de las filosofías orientales. Las palabras más guarras, las que nunca figurarían en el diccionario de la Real Academia, se repetían sin cesar en mi mente. Me imaginaba lavando sus suspensorios con mi lengua todos los días, manteniendo sus cuerpos limpios con mi saliva, chupando sus calzoncillos hasta dejarlos brillantes. Aunque, en realidad, en esos momentos, todo lo que quería era ser el instrumento de placer de mis dos entrenadores, ése era el pensamiento que superaba a todos los demás.

Jürgen sacaba toda su polla dejando mi culo vacío, implorando para que volviera a enterrármela lo más pronto posible. Cada vez que lo sentía castigar mi próstata, temblaba estremecido, como si hubiese metido los dedos en un enchufe, y succionaba el rabo de Ahmed hasta tragarme también los vellos. No podía ser más salvaje. No podía ser mejor.

–¡Ponte de rodillas!

Creí que iba a llorar. De repente las dos pollas estaban fuera de mis cavernas; la garganta me ardía, y tenía el culo como una hoguera, pero quería que me las volvieran a meter lo más rápido posible. Jürgen me empujó para que abriera más las piernas, y los dos futbolistas empezaron a refregarme su entrepierna por la cara. Yo las recibí como si nunca hubiese visto una –la marrón, brillando por mi saliva, y la blanca todavía cubierta por el lubricante del condón que se acababa de quitar–. Pasé la lengua por una, luego por la otra, después por las dos, sí, eso es lo que hubiera querido, tragarme las dos al mismo tiempo. Con una mano me acariciaba el culo, mientras que con la otra tironeaba de mis bolas haciendo que mi polla bailara en el aire como si fuese una antena lujuriosa.

Ahmed sacó apresuradamente su rabo de mi boca. Pensé que iba a correrse, que me bañaría con toda la crema caliente que saldría de su super barra de chocolate. Agarré con mayor fuerza aún la polla de Jürgen, y empecé a chupársela como si fuese la última vez que iba a tener una en mi boca. El alemán me levantó cogiéndome por los sobacos, pero teniendo cuidado de que su polla no saliera de mi boca, y me hizo mover unos pasos más adelante.

–¡Siéntate! –me ordenó con todo su autoritarismo teutónico.

Al mirar hacia abajo vi que allí estaba Ahmed, acostado en el suelo, blandiendo su polla en el aire como si fuese una espada esperando que mi culo se acercase a ella para partirlo en dos. Mientras Jürgen me empujaba para que me sentase en ese trono digno de un rey, Ahmed se ponía un condón, su polla parecía un helado de chocolate con nata.

De pronto sentí que la punta empezaba a acariciar los aterciopelados labios de mi agujero hambriento. Me moví lentamente, manteniendo firme esa maravilla que comenzaba a penetrarme, más y más abajo, sin detenerme ni un sólo segundo, buscando que esa anaconda que había llegado hasta los lugares más inexplorados de mi garganta hiciese lo mismo con mi recto. Cuando sentí que los vellos de Ahmed raspaban mis nalgas, lancé un grito –más de placer que de dolor– y la polla de Jürgen saltó de mi boca. Él se quedó frente a mí, mostrándome como acariciaba su rabo cubierto con la humedad de mi saliva, que se mezclaba con las gotas de semen que empezaban a saltarle por la punta como si fuesen lágrimas perladas. Tampoco dejaba de admirar mi culo cabalgando como el mejor de los jinetes sobre la polla de Ahmed.

Otra vez había alcanzado la más alta plenitud del éxtasis.

De repente, sentí la mano de Jürgen cogiéndome por el cuello, haciéndome girar mientras seguía empalado con la polla de Ahmed partiendo mi culo en dos y, finalmente, quedé cara a cara con el marroquí, que alzó sus brazos y fue acercándome hasta que nuestros pechos quedaron uno sobre el otro. Por un momento temí que su polla escapara de mi culo, pero enseguida recordé su tamaño; había demasiado chocolate dentro de mí, no podía escaparse tan fácilmente. Hizo que me inclinara un poco más sobre él y, por fin, sentí el calor de sus labios apoyándose sobre los míos. Ahmed me besó como pocos lo han hecho; una vez, otra, y una tercera, cogiendo muy fuerte mi cabeza, como si quisiera meterme entero dentro de su boca.

Pero, ¿dónde estaba Jürgen?

En ese momento –cuando Ahmed tenía su lengua hurgando apasionadamente por todos los rincones de mi boca, y con todos los incontables centímetros de su polla de chocolate buceando en las profundidades de mi culo–, empecé a preguntarme si a partir de entonces el alemán sólo miraría la escena, haciéndose una paja hasta que explotase en una lluvia de goles blancos que caerían sobre su compañero y sobre mí, su nuevo juguete sexual, que estaba ensartado en la lanza más grande que había salido de Marruecos.

En ese mismo instante pude ver dónde estaba el alemán.

De pronto sentí una fuerza increíble presionando contra mi agujero. Una penetración que me trituraba. Una exploración ancha y profunda.

¡Dos pollas al mismo tiempo! *¡Van a enterrarme esas dos armas letales juntas!*

Éstos no eran esos rabos normales que uno puede encontrar en cualquier esquina y, si bien yo tenía algo de experiencia, no sabía si mi culo estaba preparado para aguantar tanta carne junta. Ya tenía la anaconda marroquí enterrada quién sabe hasta dónde. Y el atleta alemán ya estaba cubriéndose la polla por tercera vez con un nuevo condón, preparándola para hacerme conocer (y sentir) la más alucinante de todas las experiencias que hasta entonces jamás se me hubiera ocurrido que llegaría a vivir: enterrar en la más húmeda de mis cavernas su inmenso armamento junto con el de Ahmed.

Intenté decir algo, moverme, negarme, cualquier cosa. Pero no podía: Ahmed me mantenía firme con todo el poder de sus brazos, y la presión contra mi agujero seguía creciendo descontroladamente. Me dolía hasta cegarme. No tenía escape; Jürgen seguía empujando sin piedad.

–¡No! ¡Por favor, no! ¡No! ¡Ahhhh!

Las palabras escaparon de mi boca con un sonido ronco, medio de dolor, medio de placer.

Pero ya estaban los dos dentro de mí. Los labios de mi culo más abiertos que lo que nunca soñaron que pudieran llegar a abrirse y, mientras yo me retorcía intentando relajarme, las dos pollas entraban y salían sin darme tregua. Era increíble, un placer de otra galaxia. Ninguna de las palabras que decía tenía sentido; ignoro qué fue lo que dije durante esos primeros momentos, pero, más o menos dos minutos después, sólo podía escuchar mis roncos gemidos.

–¡Sí! ¡Sí! ¡Más! ¡Quiero más!

Sus pollas se deslizaban dentro de mí, raspándose una contra la otra envueltas por mi culo que ya se había dilatado en una circunferencia de más de ¡veinticinco centímetros! Dos pollas entrando en mi culo juntas, simultáneamente, como si fuesen una sola. Aunque mi mente estaba en blanco, todo mi sistema nervioso estaba recargado, pero no por ideas o simples pensamientos.

No pude aguantar y me corrí por primera vez. Toda mi leche saltó sobre Ahmed; una línea tras otra de semen pegajoso y brillante empezó a surcar el centro de su pecho. Pero mi rabo siguió tan tieso como antes, sabiendo que en cualquier momento llegaría una segunda explosión.

Finalmente, Jürgen comenzó a empujar febrilmente. Podía oír cada uno de sus incesantes embates contra mis nalgas: ¡PAF! ¡PAF! ¡PAF!, y todo lo que yo podía hacer era cabalgar y gemir mientras esas dos lanzas me ensartaban con más y más energía. Mi agujero palpitaba sin descanso y, cada vez que se comprimía, las sensaciones hacían que el estómago me saltara hasta casi escaparse de mi boca. Después, Jürgen lanzó un incomprensible grito triunfal en alemán y, en ese momento, aullé como si fuese un oso cayendo en una trampa. Sacó su gruesísima polla y se corrió sobre mi culo y mi espalda. Las gotas de su semen caían como una lluvia torrencial sobre las piernas de su compañero que, casi al mismo tiempo, y ya dueño absoluto de mi agujero, empezó a hacer los preparativos para su ataque final. Unos diez segundos después, sentí los espasmos de la polla de Ahmed que gemía fuera de control mientras su semen saltaba como una ametralladora.

Ninguno de los dos había terminado de correrse completamente cuando mi rabo ardiente escupió una segunda descarga que voló como una lengua de fuego. Sin perdida de tiempo, cogí las pollas de mis dos amantes y volví a sentarme sobre ellas; me las tragué como si fuese algo que había practicado desde la infancia. Mi leche saltaba como una catarata, estampándose sobre los tres, sobre la alfombra y también sobre algunos muebles. Después, caí sobre el pecho de Ahmed como cae una marioneta a la que le han cortado los hilos, y sentí que las dos pollas empezaban a deslizarse desacoplándose de mi culo.

No sé cuanto tiempo pasó. Creo que me quedé dormido, o tal vez me desvanecí por unos minutos sin que nadie se diese cuenta. Cuando recuperé la consciencia, lo único que sentía era el agujero de mi culo que se iba cerrando lentamente, volviendo a su tamaño normal, si es que eso era posible después de semejante experiencia. Estaba en el suelo, con los ojos apenas entreabiertos, como si estuviese saliendo de un sueño. Las voces de Ahmed y de Jürgen llegaban hasta mis oídos como desde otro mundo, pero pude escuchar claramente lo que decían.

–Podemos usarlo todo el verano, será fácil.

–No sé, tal vez él no quiera hacerlo de nuevo.

–¿Qué importa si quiere o no? Tendrá que hacerlo o de lo contrario perderá lo mejor de su empleo.

–Tal vez pierda demasiado tiempo con nosotros y no pueda cumplir con sus obligaciones, podrían echarlo por eso.

–Tendrá que trabajar más duro. Además, ¿quién va a protestar porque los cuartos no estén limpios como deben? Si alguno de los muchachos se queja, podemos mandarle para que le haga "una limpieza especial".

–Quizá el que proteste pueda ser ese muchacho de Murcia.

Oí que Ahmed dijo sonriendo con cierta picardía.

–¡Sí! Esa polla parece estar muy necesitada de recibir "un entrenamiento particular", ¡es el más grande de todos los rabos que hay en los alrededores! –respondió Jürgen también riendo.

–Tal vez mañana, después de la práctica, lo traiga aquí para que tengamos una profunda conversación.

–Me aseguraré que nuestro nuevo amigo esté aquí también, y le haremos trabajar duro.

Mientras ellos planeaban mi futuro, yo me hacía el dormido. Sabía de cual de los chicos estaban hablando; era un murciano rubio que nunca hablaba, alto y lampiño, varias veces en las duchas me había fijado en él, no sólo porque era muy guapo, sino también porque tenía una polla que le colgaba casi hasta las rodillas; tal vez también trajeran a sus compañeros de cuarto: un morito al que nunca podía dejar de admirarle el paquete, y que cada vez que nos cruzábamos me sonreía sospechosamente, y un asturiano que estaba buenísimo y que en las duchas les daba a todos con la toalla en el culo. Y también los que dormían al lado...

Los cursos de verano continuarían otras cinco semanas, tiempo más que suficiente para que Ahmed y Jürgen compartieran su juguete erótico con todos sus alumnos.

Sonreí triunfal. El entrenador alemán y el marroquí iban a mantenerme muy ocupado durante el resto del verano ahora que era su juguete erótico particular.

Mis Días con el Padre Juan

Siempre fui muy religioso.

No puedo explicar por qué la iglesia ha ejercido semejante fascinación en mí: los colores, el incienso, las vidrieras de las ventanas de nuestra vieja parroquia... No creo necesario decir cual es la parroquia de la que hablo, es suficiente mencionar que es una de las pocas que sobrevivió, casi intacta, a la fiereza de la Guerra Civil. Está en Madrid, en un barrio que no es ni pobre ni privilegiado. Nuestro viejo párroco, el padre Anselmo, era un hombre que tenía la apariencia de un amable abuelo, pero que nunca había llegado a adaptarse a los drásticos cambios eclesiásticos impuestos por el Concilio Vaticano II de 1962. Cuando yo era ya un adolescente, él empezó a tener súbitas pérdidas de memoria y, muchas veces, durante la misa que debía decir en español, en el momento menos esperado, se olvidaba y seguía su prédica en latín, tal como lo hacía en los viejos tiempos. Por aquel entonces yo era un monaguillo, algo que había deseado ser desde antes de tomar mi primera comunión. Cada vez que las antiguas palabras comenzaban a fluir inesperadamente de la boca del padre Anselmo, nos resignábamos ante su olvido, nos mirábamos unos a otros y, sin decir palabra, continuábamos con nuestra tarea religiosa como si no sucediese nada fuera de lo común. Eventualmente, el cura se daba cuenta de su error lingüístico y, como si nada hubiese ocurrido, abandonaba el latín y continuaba con el español. Ya estábamos todos acostumbrados a sus lapsus, para entonces eran muy pocos los que se daban cuenta.

El pobre padre debía haberse retirado hacía ya varios años, pero estaba tan aferrado a su parroquia, y sus feligreses a él, que la diócesis decidió mantenerlo adjudicándole un sacerdote asistente. Aunque, como la nuestra era una iglesia tan pequeña, el padre Anselmo tenía un nuevo asistente cada dos, tres, cuatro o seis meses. Ninguno duraba más que ese tiempo. Más temprano que tarde, todos los curas acababan marchándose a sus propias parroquias. Además, ya en aquel tiempo comenzaba a haber una gran escasez de curas, y nuestra parroquia no era uno de los destinos soñados. Finalmente, la diócesis decidió que el padre Anselmo ya no podía continuar en sus funciones pastorales.

Fue así como el padre Juan apareció entre nosotros.

En realidad, Juan no era su verdadero nombre, pero por razones obvias prefiero utilizar este nombre y mantenerlo en el anonimato. Era un hombre muy joven y tremendamente carismático; alto, de cabellos muy negros y abundantes, de manos grandes: finas, con dedos muy largos y cubiertas de una capa de vello suave y brillante que le llegaba hasta las falanges. Más que un cura parecía un modelo de esas revistas de gimnasia o uno de esos musculosos albañiles que siempre he admirado. Tenía hombros bastante anchos, ampulosos, aunque no era posible saber muy bien cómo era el resto de su cuerpo, pues siempre iba cubierto por su sotana, tal vez un tanto grande para él, a veces parecía que estaba envuelto en pliegues y pliegues de tela. En su cara siempre llevaba dibujada una limpia sonrisa de triunfador. Sus ojos eran negros y grandes, rodeados de una selva de pestañas, y su mirada era muy intensa. La oscura sombra de su barba, siempre bien afeitada, le cubría las mejillas, el mentón y el cuello. Desde la primera vez que lo vi, sentí que en su cara había una rara mezcla de crueldad y desconfianza, como si él fuese parte de un rompecabezas que ninguno de nosotros podía alcanzar a comprender.

En ese entonces yo tenía dieciséis años y era demasiado inocente aún. Mis amigos no me entendían muy bien, pensaban que era un tío muy raro. Todos ellos habían pasado por cada uno de los estadios regulares de la adolescencia: primero experimentaban con ellos mismos, luego entre sus amigos, y después terminaban saliendo con chicas de su edad. Pero yo permanecía puro y casto. En mi parroquia –la llamaré Santa Rita, patrona de las causas perdidas, sólo por darle un nombre, ya que prefiero mantener oculto el verdadero–, las acostumbradas viudas pensaban que yo era el mejor de todos los chicos de la zona. Pero, hasta los otros monaguillos, que eran menores que yo, me consideraban demasiado conservador y casi etéreo. Por todo esto, yo era un joven un tanto solitario, nada popular entre mis amigos, que dedicaba la mayor parte de mi tiempo a mis estudios (en los que siempre destacaba) y también a la oración y a la meditación.

Todos los que me conocían –hasta yo mismo– estaban seguros de que mi destino futuro sería el sacerdocio.

De todas maneras, gracias al padre Juan, y a pesar de que siempre mantuve mi fe en una forma bastante peculiar, ese destino nunca llegó a ser una realidad.

No mucho tiempo después de la llegada del joven sacerdote, comencé a tener sueños muy extraños. Igual que sucede con todos los jóvenes de esa edad, mi cuerpo crecía y la diaria explosión hormonal empezaba a apropiarse de mi mente y de mi alma. Durante las noches, invariablemente, sufría esos vergonzantes episodios inconscientes que me hacían despertar bañado en sudor y con la piel pegajosa. Hasta entonces nunca había logrado recordar cuáles eran esas imágenes espontáneas que surgían en medio de mis sueños y que me llevaban a ese estado. Pero, en aquel momento, en medio del decimosexto verano de mi vida, menos de un mes después de la llegada del joven sacerdote a nuestra parroquia, aquellas imágenes nocturnas comenzaron a cobrar vívidas formas durante las últimas horas de la madrugada.

Sentía como si estuviese en una encrucijada, solo, totalmente desnudo y profundamente confundido. Intentaba cubrirme al mismo tiempo que buscaba una manera de escapar. Pero, de pronto, a cierta distancia, mis caminos bifurcados se curvaban, impidiéndome ver hacia dónde conducían. Cogía un sendero, andaba un trecho, luego me detenía y regresaba al punto de partida para volver a empezar la búsqueda.

Comencé a llorar.

De repente, desde el cielo venía volando un gran pájaro negro. No era un cuervo, era como un halcón o más bien como un águila. Primero volaba en torno a mí, después, inesperadamente, bajaba y me abrazaba con sus cálidas alas negras, dejándome en la oscuridad más absoluta. Sus plumas me acariciaban el rostro, eran pesadas y duras. Podía oler un aroma penetrante, totalmente desconocido para mí. Me sentía invadido por un intenso pánico, como si estuviese al borde de la muerte.

Después, el magnífico pájaro me acercaba hacia él aún más, y respiraba profundamente. Sus garras se clavaban en mis hombros, y me llevaba con él, volaba muy alto, aferrado a sus plumas, lejos de la superficie de la tierra.

Subíamos hasta una gran altura, tanto que la encrucijada en la que estaba originalmente ya no podía verse más desde allí. Me sentía como si estuviese flotando extasiado entre las nubes, el cielo y el sol.

De pronto, cuando menos lo esperaba, bajábamos en una vertiginosa espiral. Sentía que en cualquier momento me estrellaría contra el suelo irremediablemente, pero el pájaro me mantenía aferrado contra su cuerpo con segura firmeza. Después, aterrizábamos y él me depositaba suavemente en el suelo, entre verdes montecillos, brillantes jardines, grutas cubiertas de niebla y fuentes que lanzaban sus aguas por el aire; un lugar salvaje y exótico que desbordaba de placer y excitación.

Miraba hacia atrás y veía que el águila volaba alejándose de mí. Se volvió para mirarme una vez más, y vi que tenía el rostro del padre Juan.

Después me desperté.

Estaba acostado boca arriba. Todo mi vientre brillaba cubierto de esperma. Había tirado las sábanas al suelo y tenía gotas de mi semen sobre el pecho y algunas también en mis mejillas. Mi polla aún saltaba entre espasmos y, lentamente, comenzaba a bajarse. Me sentía como nunca me había sentido hasta entonces, invadido de una profunda paz interior. Algunas lágrimas de felicidad iban trazando caminos sobre mi piel.

Muy pronto volví a quedarme dormido.

No es difícil imaginar que este sueño, que se repetía constantemente, noche tras noche, con algunas variaciones aquí y allá, me tenía totalmente obsesionado. Como ya he dicho antes, yo era un chaval muy religioso y, aunque ya había escuchado algo acerca de los sueños y del deseo, prefería pensar en ellos a la manera antigua, como si fuesen un trayecto hacia un profundo acercamiento al mundo espiritual.

Para entonces ya había leído a Santa Teresa y a San Juan de la Cruz.

No podía dejar de preguntarme por qué el águila tenía el rostro del padre Juan, ni tampoco por qué yo reaccionaba ante el sueño en una manera tan intensa, tan física, tan humillante, después de haberme sentido tan feliz al ser abrazado por el gran pájaro. Por supuesto, no podía ir a hablar con nadie acerca de mi sueño. Todo lo que podía hacer era rezar intentando hallar una solución al misterio, pero las respuestas no aparecían por ningún lado.

Inevitablemente comencé a observar al padre Juan muy cuidadosamente: sus expresiones, sus gestos, sus movimientos, su voz, su andar. No podía tener más que unos diez años más que yo, veinticinco, veintiséis a lo sumo. Se movía casi con la amenaza de un boxeador en el ring, todo lo hacía con gracia: sus pasos, sus ademanes, la forma en que movía sus brazos, casi como si estuviese conteniendo algún poder superior inimaginable.

Como él siempre llevaba la sotana puesta, había poco de su cuerpo que yo pudiese llegar a ver, entonces me convertí en un atento estudioso de la forma de sus manos, de los pliegues de su cuello, de cada uno de los músculos de su cara. Podía ver cómo al tragar se le inflaba la garganta, cómo se le curvaban las cejas cuando las fruncía, cómo se le formaba un montículo en la mano al cruzar el dedo pulgar sobre el índice. Yo, un joven tan católico, de pronto me había convertido en un discípulo de Darwin, observando cada detalle de una especie desconocida, quedando sin aliento ante cada nuevo descubrimiento, repitiéndome a mí mismo que todo lo que estaba haciendo era sólo mera curiosidad, pero era siempre consciente de que mantenía oculto dentro de mí el recuerdo de mi sueño prohibido.

Un día, durante la misa, en el momento de la eucaristía, observé al padre Juan cuando levantaba entre sus manos el Santísimo Sacramento por encima de su cabeza. Las mangas de la sotana se deslizaron, dejando parte de sus brazos al descubierto, y vi sus venas, tan azules como el mar, contrastando con la suave piel que le cubría los puños siempre escondidos de la caricia del sol. De pronto, me di cuenta que estaba empalmado y me invadió un terror espantoso. Cuando me arrodillaba podía sentir mi polla empujando furiosamente contra mi estómago. Nunca estuve tan agradecido por llevar el atuendo de monaguillo que me cubría como en aquel momento. Estoy seguro que hasta entonces la polla nunca se me había puesto tan tiesa y, si al final de esa batalla entre mi cinturón y mi polla, ella hubiese salido vencedora, ¡se habría erguido triunfante saltando afuera desde la blancura de mi camisa!

Realmente creí que iba a desmayarme en medio del altar y en el mismísimo momento de la Eucaristía, pero logré componerme y continuar hasta el final de la ceremonia. Era un miércoles por la tarde, y yo era el único monaguillo. Eran muy pocas las personas que iban a la iglesia para recibir los sacramentos en mitad de la semana, tal vez una docena de viudas que iban a confesar pecados que yo nunca podía comprender. Al terminar el servicio, siempre me quedaba ayudando al padre Juan a colocar todo y a cerrar la iglesia.

Pero aquella noche estaba demasiado avergonzado y me fui casi al mismo tiempo que él apagaba la última de las velas. Creo que, en una forma muy confusa, le expliqué que tenía que ir a estudiar para un examen.

El padre Juan se mostró sorprendido. A lo largo de los tres meses que él había estado como párroco de Santa Rita, había llegado a desarrollar un especial interés por mí, o al menos eso era lo que yo sentía. Siempre charlaba conmigo mientras cerrábamos las puertas y apagábamos las luces de la iglesia. Me hablaba de la escuela, y yo le respondía contándole de mis estudios. Quería saber sobre mi interés por los deportes, y yo le contestaba, un tanto desafiante, diciéndole que era un buen gimnasta y un excelente nadador, pero que no me gustaba mucho el fútbol. Y, cuando me preguntaba si tenía alguna novia –haciéndome sonrojar–, sólo me quedaba mirándolo en silencio. En algunas ocasiones ponía su mano sobre mi hombro y en otras me acariciaba la cabeza, sobre todo cuando yo decía alguna frase ingeniosa. Cuando lo hacía, mi cara resplandecía de emoción.

Si bien yo era muy religioso y bastante conservador, no era nada estúpido. Ya tenía edad suficiente para comprender qué era lo que había dentro de mí: ¡estaba enamorándome del padre Juan!

Y eso no podía ser.

¿A quién podía ir a contarle lo que me estaba sucediendo? ¿Qué podía hacer yo?

Una noche, después de bañarme, me quedé mirándome en el espejo. El único cuarto de mi casa en el que había un espejo era el baño –uno en la pared, colgado sobre la pila, y otro sobre la puerta–, así uno podía estar seguro de que la camisa estaba bien arremetida en los pantalones y también comprobar si se había cerrado la bragueta o no. Mis padres decían que poner espejos en cualquier otra parte de la casa hubiese sido un pecado de vanidad.

Me vi reflejado de cuerpo entero; con el cabello pegado sobre mi frente como si hubiese estado corriendo un maratón, corriendo y bañado en sudor. Tal vez esto suene un tanto extraño, pero hasta ese momento nunca me había detenido demasiado a mirar mi cuerpo.

Y lo que descubrí me gustó. Había crecido. Sí, estaba aún en pleno desarrollo, mi cuerpo atravesaba esa transición entre las indefinidas formas de la niñez y la masculina definición de un hombre. Pero en mis brazos ya se marcaban los músculos, y un vello muy suave y brillante comenzaba a circundar mis pezones. Mis piernas tenían la forma de las de San Sebastián; los muslos se marcaban como una curva bajando hacia mis rodillas y las pantorrillas comenzaban a inflarse levemente.

Ya tenía una lustrosa pelambre bien crecida en mi entrepierna, y mis huevos colgaban cuando hacía flexiones. ¿Y mi polla? Mi polla, medio tiesa en ese momento, presionaba dentro del capullo mostrando una sedosa sonrisa.

Me giré y torcí el cuello para seguir estudiándome. Mis hombros no eran muy anchos, pero mi espalda ya empezaba a definirse con la forma de una V que se afinaba al bajar hacia mi cintura y, más abajo, mi culo se alzaba como los dos hemisferios de un melocotón maduro, con el vello creciendo solamente en la parte superior de la raja.

Empujé uno de los cantos hacia el costado y pude ver, en medio del escaso vello, el rosado agujero de mi culo. Lo toqué y sentí como se me escapaba un profundo suspiro de placer.

De pronto sentí un golpe en la puerta.

–¿Es que no vas a salir nunca del baño? ¡Date prisa! ¡Necesito entrar a mear! –escuché que gritaba mi padre.

Me sentí avergonzado.

–Sí, sí, ya salgo –respondí temeroso mientras me envolvía en el albornoz.

Esa noche volví a tener mi sueño.

Me sentía como un alma del infierno. Soñaba con el padre Juan, no sólo por las noches, sino también durante la siesta y, aun cuando estaba despierto, las imágenes venían a asaltar mi mente y se apoderaban de mi cuerpo y de mi espíritu. Las alas del águila, las plumas casi metálicas, sus garras aferrando mis hombros, su aroma intenso que me intoxicaba. Su rostro al que siempre se superponía el del padre Juan. Aun cuando estaba leyendo a Ruiz de Alarcón, o algún libro sobre economía mundial, el pájaro aparecía frente a mí, extendía sus alas, e inmediatamente empezaba a sentir que mi bragueta estaba al punto de explotar. Intentaba luchar contra el deseo, pero era totalmente impotente. Mis manos perdían el control y comenzaban a acariciar mi cuerpo hambriento y, lentamente, se aferraban a mi polla para masturbarme.

Otros chavales de mi misma edad pensarían que mis sentimientos eran absurdos. Ellos habían aprendido a hacer eso tal vez cuando tenían once, nueve, quizá siete años. Pero yo era un muchacho muy religioso y conservador. Sabía que tocarse y dejar caer la semilla era un pecado mortal. Pero no podía impedirlo. Cada vez que me acostaba, sea cual fuere la hora del día, mis manos se iban solas hacia mi polla, y empezaba a acariciármela. Suavemente, casi con ternura, presionaba alrededor del tronco, jugaba con el capullo, me hacía cosquillas en las bolas. Los dedos de mi otra mano se deslizaban lentamente sobre mi pecho, descendían por mi cintura, recorrían mis muslos, mi entrepierna y, a veces, los dejaba bajar por mi raja; y uno de ellos, invariablemente, empezaba a presionar sobre el agujero de mi culo y me penetraba.

Y siempre, siempre, la imagen del padre Juan aparecía frente a mí.

Intentaba hacer cualquier cosa para no pensar. Compraba revistas con mujeres desnudas, y me sentía humillado cuando debía pagar al vendedor del kiosco. Leía cada palabra que había en ellas. Estudiaba cada una de las fotos tan atentamente como si fuera mi libro de economía. Pero toda esa dedicación no me servía de nada. En el mágico momento en que mi leche hervía saltando de mis bolas y explotaba con furia contra el aire, era el águila la que estaba frente a mí, era el águila la que me consumía, el águila de quien yo era el esclavo.

Muy pronto fui perdiendo el apetito. Comencé a dejar de lado mi dedicación a los estudios. Mi madre protestaba todos los días. Mi padre profería amenazas constantemente. Me sentía inundado de vergüenza. No tenía en quien confiar.

Entonces decidí que mi única solución sería ir a confesarme.

Ese miércoles –ese estúpido y aniquilador miércoles de agosto–, a diferencia de otros días, después de la misa me quedé en Santa Rita. Como de costumbre, el padre Juan ya había oído las confesiones de todas las viudas, una después de otra. Intenté mantenerme ocupado rezando, casi dramáticamente, arrodillado frente al altar, pero todo fue inútil. Me sentía como si estuviese al borde de un precipicio, y la única persona que podía salvarme de la fatal caída era el padre Juan.

Finalmente, noté que él ya había terminado con todas sus obligaciones del día.

–Padre Juan –dije casi murmurando y sin poder mirarlo–, padre Juan, necesito confesarme.

Él me miró extrañado y sólo hizo un simple gesto indicándome que lo siguiera hacia el confesionario. Santa Rita es una iglesia bastante antigua que todavía hoy sigue manteniendo los pequeños confesionarios del siglo pasado.

Cada uno de nosotros se ubicó en su lugar correspondiente.

–Perdón, padre, porque he pecado... –murmuré.

–Cuéntame, hijo mío, ¿qué has hecho? –la voz del padre Juan hizo que me estremeciera.

Entonces, toda mi vergüenza, mis deseos reprimidos, mis culpas y mi ansiedad afloraron a un mismo tiempo. Le confesé que me masturbaba y que admiraba mi cuerpo y que me tocaba por todos lados, una vez tras otra. Le confesé que me sentía sucio y lleno de pecado. Le dije que era un pecador terrible, el peor de todos, que conocía acerca del pecado de Onán y también sobre el castigo que pesaba sobre él. Le confesé que sabía que por todo eso me quemaría en el infierno, pero que no podía hacer nada para dejar de hacerlo.

Finalmente, cuando ya mi voz comenzaba a quebrarse, me animé y también le conté mi sueño recurrente, el sueño que no dejaba de perseguirme, que me cautivaba, que me poseía. Durante casi quince minutos continué hablando sin descanso sobre el pájaro y sobre la encrucijada, sobre el sitio al que éste al fin me llevaba y sobre lo que me hacía sentir.

Después, cuando ya mi boca estaba fuera de control, dejé escapar el último y el más secreto de todos mis pecados:

–¡Y el águila tiene su rostro, padre! Usted es el águila que me seduce. ¡Es usted mismo! ¡Usted, padre Juan! ¡Usted!

Cuando logré controlarme, una larga pausa quedó flotando entre nosotros. Me sentía completamente fuera de control, con la nariz llena de mocos, y creí que en ese momento sufriría un colapso. El silencio se extendía más y más, y yo no sabía qué hacer ni que pensar.

Luego, la voz del padre Juan atravesó la criba del confesionario.

–Ven conmigo a la oficina parroquial, hijo. Creo que tendré que exorcizarte.

Yo era un joven muy religioso.

¡Iba a ser exorcizado! Me liberaría de todos mis malos pensamientos y volvería a ser como antes, puro y casto, solamente con algún que otro desliz nocturno que me recordaría que era un ser humano como los demás. Salí del confesionario sintiendo el corazón más liviano, pero...

En el momento en que estuve junto a él, sentí que comenzaba a ponerme tenso nuevamente. ¿Por qué se lo había contado? ¿Cómo podría alcanzar la salvación? No sabía cómo, él, un hombre de Dios, iba a poder mirarme a la cara después de lo que le había contado. Yo era como un leproso, un maldito pecador, un condenado a las llamas del infierno.

Así y todo, en un grado aún más profundo, sentía otro terror: por un instante comprendí que mi sueño sobre el padre Juan, de algún modo, me había hecho conocer una parte de mi ser que hasta ese momento desconocía, un nivel superior de conocimiento de mis sentimientos, de mis pasiones y de un deseo desfalleciente que ese chaval religioso que había sido hasta entonces nunca jamás hubiera imaginado que pudiera existir.

Y si él hubiese sido capaz de exorcizar eso de mi interior, ¿habría yo podido alcanzar ese nivel de éxtasis otra vez?

Lo seguí con la cabeza gacha a lo largo de la nave de la iglesia. Cruzamos el umbral de la pequeña puerta de salida del altar y atravesamos el estrecho pasillo que conducía hacia la sacristía. Después pasamos a su oficina.

Entramos. Yo siempre siguiéndolo. La oficina era casi espartana: un escritorio con su correspondiente sillón, dos sillas enfrente, una biblioteca, una gran alfombra oriental y un sofá contra la pared. Ése era todo el mobiliario.

Cuando los dos estuvimos dentro, el padre Juan me cogió por los hombros haciéndome girar hasta que quedamos cara a cara. Me miró fijamente por un momento.

–¡Quítate la ropa! ¡Toda! –me ordenó sin dejar de mirarme.

–Sí, padre –murmuré mientras me quitaba la sotana de monaguillo por la cabeza.

Quedé enfrente de él con mi ropa de calle, casi llorando.

–Bien hijo –dijo con más suavidad–, ahora quítate esas ropas también.

Lo miré un poco sorprendido. Su rostro estaba cubierto con esa expresión mezcla de crueldad y desconfianza que siempre llevaba estampada, pero esa vez también noté otro gesto diferente, mucho más profundo, algo que me indicaba que él me comprendía mucho mejor que yo mismo.

Los dedos me temblaron. Desabotoné mi camisa y la dejé caer al suelo. Luego busqué la hebilla de mi cinturón.

Me quedé sólo con los calzoncillos.

–Todo, hijo mío, quítate todo –dijo el padre Juan con una voz muy ronca.

Lentamente fui deslizando los calzoncillos por mis piernas. Cuando terminé de sacarlos por mis pies, recogí toda mi ropa y la doblé, dejándola sobre una de las sillas. Después me paré frente a él. No podía mirarlo, mi pudor me lo impedía.

–Arrodíllate –me ordenó con voz firme.

Casi inmediatamente caí de rodillas, aterrorizado, con la cabeza inclinada de vergüenza aún, pero también sintiendo un extraño regocijo. ¡Él iba a limpiarme! ¡Me haría caminar sobre las brasas! ¡Sacaría al demonio de mi cuerpo finalmente! El padre Juan estaba a punto de hacer algo para que yo volviese a ser el muchacho inocente y limpio que había sido hasta el día en que él llegó a nuestra parroquia.

Fue acercándose sigilosamente y se quedó de pie enfrente de mí. Posó su mano derecha sobre mi cabeza.

–Tranquilo, hijo mío. Tranquilo –murmuró dulcemente.

De pronto, escuché un sonido extraño, estremecedor, ondulante, casi velado, e inmediatamente sentí que algo iba envolviéndome: era su sotana que había caído sobre mí, y todo se volvió oscuro, más oscuro que la oscuridad misma. Él se había acercado a mí, y yo no podía ver más que esa oscuridad que me rodeaba. Me sentí invadido por un aroma intenso, áspero, totalmente desconocido para mí. Un profundo temor fue apoderándose de mí, creí que estaba al borde de la muerte. Entonces, sentí que una cosa dura, pesada y caliente estaba acariciándome el rostro.

Después, el padre Juan se acercó a mí aún más. Sus manos cogieron mis hombros a través de la sotana que me cubría y, súbitamente, sentí que empezaba a volar muy alto sobre la tierra.

La rugosa tela de sus pantalones me raspaba la cara; podía sentir su inmensa polla tiesa presionando contra la tela. Instintivamente abrí la boca y fui dibujándola con mis labios y mi lengua. Era muy grande, mucho más grande de lo que podía imaginar. Sentía las manos del padre Juan sobre mi nuca, presionando para que mi cara se hundiese más y más en el intenso aroma que emanaba de su entrepierna.

Él suspiró.

Mi boca ansiosa hurgaba en la oscuridad, mis manos, limitadas por la sotana, buscaron hasta encontrar la bragueta de sus pantalones. Fui abriéndola suavemente, casi con temor, y seguí buscando más. Sabía que en sus calzoncillos tenía que haber un pasadizo hacia el sitio que tanto deseaba encontrar, estaba seguro.

De pronto lo hallé: su inmensa polla, dura y caliente, saltó sobre mi cara.

La cogí entre mis manos y comencé a besarla.

Después, la noche que me cubría se transformó en un nuevo amanecer. La oscuridad fue disipándose como lo hace a la salida del sol, mientras el padre Juan se quitaba la sotana levantándola sobre su cabeza. Parpadeé casi encandilado y, entonces, enfrente de mí, pude ver su polla, tan orgullosa como la Palabra misma, escapando de la boca de sus pantalones, inflándose ante mis ojos atónitos, más y más grande con el correr de cada segundo.

El padre Juan bajó una de sus manos y sacó también sus cojones velludos y carnosos fuera del calzoncillo.

Bésamelos también –musitó con voz muy tibia.

Yo seguí su orden. Primero los besé. Después los acaricié con la lengua. Un momento más tarde me puse uno de ellos dentro de la boca, inmediatamente pasé al otro e hice lo mismo. Por último, me comí los dos juntos. Tenían un sabor muy fuerte, salado, intenso. Parecían vieiras, no almejas. Carnosas y tentadoras. Me sentí débil y al mismo tiempo poderoso: estaba allí, arrodillado enfrente de él, desnudo, con su mano acariciando suavemente mi nuca y su polla elevándose como un mástil frente a mis ojos, y aún no podían creer lo que estaban viendo.

–Ven al sofá, hijo mío. Hay muchas cosas que debes aprender.

Cumplí lo que él me ordenaba sin decir una sola palabra. Me senté y desde allí me quedé mirándolo. Su cuello blanco y sus ropas fueron cayendo al suelo ante mis ojos incrédulos; creía que estaba confrontando una revelación divina que se presentaba sólo para mí y en toda su magnificencia. Con cada uno de sus movimientos, yo me sentía más y más embelesado. Cuando se quitó la camiseta pude ver la capa de vello que le cubría el pecho y el vientre, mi corazón saltaba enloquecido. La dejó sobre la silla y se agachó para desatarse el cordón de los zapatos. Todos los músculos de su espalda se desplegaron ante mis ojos que se abrían más y más grandes. Sentí que me faltaba el aire. Después se enderezó, y sus pantalones y sus calzoncillos fueron cayendo al mismo tiempo. En ese momento giró para terminar de quitárselos y, cuando los dejó sobre la silla, le vi el culo; un culo de formas perfectas, masculino y casi animal, y mis dieciséis años –siempre fui un muchacho muy religioso– murmuraron para mis adentros: "Has muerto y acabas de despertarte en el Paraíso".

Se volvió hacia mí. Podía oler su aroma desde el otro lado de la habitación. Su ropa aún mantenía el calor de esa tarde de verano, también su sotana. Su cuerpo, atlético y velludo, estaba cubierto de transpiración; tan fuerte, tan masculina, que se me hacía agua la boca, un perfume que me inundaba de lujuria. Al verlo desnudo, totalmente desnudo, comprendí el significado de mi sueño: sus brazos musculosos eran las alas del águila, su ancha espalda era el lugar donde escondía esos músculos que le servían para hacerme volar tan alto, su pecho ampuloso y cubierto de vello negro y lustroso era el lugar en el que yo hundía mi cara y, más abajo, estaban las maravillosas plumas metálicas con las que tanto había soñado.

Cuando comenzó a acercarse a mí, sentí que su aroma me embriagaba. Puso su mano sobre mi cabeza. Después jugó con mi cabello. Yo respiraba más y más rápidamente, casi agitado. Él no dejaba de mirarme.

–Vamos a empezar muy lentamente, hijo mío. De hoy en adelante tendrás que hacer penitencias cada miércoles, después de terminar la misa. Yo te enseñaré. Poco a poco irás aprendiendo. Vas a ir perdiendo todo vestigio de culpa, todos tus miedos y también tu vergüenza. Yo te enseñaré cómo debes hacer para llegar a ser quien realmente debes ser, y tú aprenderás todo muy pronto. Te mostraré el camino para que seas tú mismo. No temas, todo saldrá mejor de lo que esperas. Tú sabes que yo te conozco bien ya. Muy bien.

Levanté los ojos y lo miré como si estuviese buscando algo en su rostro y, finalmente, en lugar de la acostumbrada expresión de crueldad y desconfianza que siempre había encontrado en él, esa vez pude ver una nueva llena de comprensión y de un conocimiento superior. Me preguntaba si alguna vez él había tenido un padre Juan como lo tenía yo en ese momento, o al menos si había imaginado uno en algún momento de su vida porque nunca lo había tenido.

Con la mano con la que jugaba con mi cabello, fue empujando mi cabeza hacia su entrepierna, y ya no pude sentir otro olor más que el suyo: tan acre y tan áspero que me emborrachaba de deseo. Olía como la transpiración y, el pis y el semen de un hombre, todo junto. Su inmensa polla acariciaba mis mejillas, mi nariz, mis ojos y mis labios. En ese momento sentí que dos lágrimas calientes se escapaban de mis ojos.

–Está bien, mi niño. Todo está bien. No llores, por favor. Esta noche, por primera vez, tendrás lo que has estado esperando durante tanto tiempo. Después, cada miércoles, vendrás a mí por más, y yo te enseñaré todo lo que tú quieras saber. Ahora quiero que te sientas como un niño que aún no sabe nada y que debe aprenderlo todo. Ven, acerca tus labios. Bésame el capullo. Chúpalo, chupa mi polla que es toda para ti. Sólo para ti, hijo mío. No tengas miedo de nada, conmigo estás seguro, a salvo de todo.

Hice lo que él me indicaba: primero lamí su polla pasando mi lengua desde el tronco hasta la punta; luego le chupé el capullo y, de pronto, la satinada punta de su polla comenzó a asomar entre la piel. Incliné la cabeza y fui descendiendo hasta que mi nariz pudo sentir el roce de sus huevos contra ella. Mi lengua hambrienta siguió acariciando su piel casi hasta llegar al culo velludo del padre Juan.

–Juega con tu polla, hijo mío. –me ordenó con voz firme pero serena.

Mi polla, que estaba más tiesa que nunca, saltaba ansiosa entre mis piernas, casi dolorida. De mi boca escapaban sonidos que hasta entonces nunca había proferido, parecían gruñidos animales. La palma de mi mano se deslizaba frenéticamente sobre mi polla, mientras mi boca volvía a buscar el capullo del padre Juan. De pronto sentí que esa gruesa barra de carne caliente y tiesa penetraba en mi boca hasta tocarme la garganta. Los ojos se me llenaron de lágrimas. Me ahogaba. No podía respirar. Fui moviéndome lentamente hasta que la tuve fuera. Tosí y respiré profundamente. Luego volví a tragármela una vez más.

En ningún momento había dejado de acariciar mi propio rabo, mientras el suyo salía y entraba por mis labios hasta que su vello cosquilleaba en la punta de mi nariz. El padre Juan gemía de placer. Eso era lo que yo quería. Él era el hombre a quien yo quería. Ésa era la polla que yo tanto deseaba. Creía que estaba tocando el cielo con las manos.

Me sentía como si estuviese poseído por una fuerza sobrenatural. Mi cabeza se agitaba salvajemente sobre su polla. Era extraño sentir que el padre Juan estaba rendido frente a mi boca. Él comenzó a retorcerse y a canturrear. Su voz era más ronca y profunda que de costumbre y, de pronto, se elevó una octava cuando me la tragué hasta los cojones.

No tenía ni idea de lo que estaba haciendo. Sólo seguía lo que mi instinto me empujaba a hacer o, mejor dicho, lo que Dios me indicaba que hiciera. Gorgojeaba y chupaba desaforadamente. Inventaba sonidos que nunca creí que pudieran existir. Frotaba mi cara desesperadamente contra su sudada y peluda entrepierna. Después volvía a pasar mi lengua por sus huevos y, nuevamente, llegaba hasta la puerta de su culo; le chupaba y mordisqueaba en ambos lados. Cuando oía todas las expresiones de gozo que escapaban descontroladas de su boca, me daba cuenta de que él estaba tan desvalido como yo ante el placer que estábamos viviendo.

Nuestro deseo consumado nos transportaba hacia el exacto lugar donde habitaban mis sueños y deseos.

Cuando menos me lo esperaba, él cogió mi cabeza entre sus manos y fue levantándome lentamente hasta que nuestras caras quedaron frente a frente. Me miró muy fijo al fondo de los ojos, casi hipnotizándome. Los suyos estaban llenos de lujuria, tenían un toque de picardía y desbordaban satisfacción.

Después fue acercando sus labios hasta que empezaron a rozar los míos.

Cuando me besó creí que iba a ponerme a llorar. ¡Él estaba saboreándose a sí mismo en mi boca!

En el momento que su lengua se enlazó con la mía, no pude contener un leve gemido de placer, el placer hasta entonces ignorado que había estado esperando durante tanto tiempo. En ese instante comprendí que hasta entonces había sido solamente un alma perdida que, finalmente, alguien venía a rescatar de las sombras. Mi rabo quedó fuertemente aprisionado entre su vientre y el mío. Cuando sentí que sus brazos se cruzaban sobre mi espalda, creí que iba a correrme.

–¡No! ¡No te corras todavía! –me ordenó con firmeza mientras separaba sus labios de los míos presintiendo lo que estaba a punto de sucederme– Aún te queda mucho por hacer para cumplir con tu primera penitencia.

Me ordenó que me pusiera de pie en medio del cuarto, con las manos sobre la cabeza, y que no me moviese de allí hasta que me lo indicase. Mientras tanto, él se recostó sobre el sofá con las piernas abiertas. El padre Juan ya no era el águila del sueño, era un león en celo, repantingado y pensativo. Su mano se deslizaba por su pecho y, ocasionalmente, bajaba para acariciar su hermosa polla tiesa, roja y brillante.

Mi propio rabo continuaba tan erguido como el mástil de un barco, pero la urgencia de correrme era menor mientras estaba allí, de pie en medio de la habitación. El padre Juan, sabio y experto, no dejó que me moviese hasta que mi respiración llegó a ser casi normal nuevamente. Yo me sentía un poco avergonzado estando en esa posición.

–Muéstrame cómo haces cuando exploras tu cuerpo –me pidió con una voz muy calmada.

–No le entiendo, padre.

–Que me muestres qué haces cuando te miras en el espejo del baño. Quiero ver cómo lo haces. Piensa que estás solo en el baño de tu casa. Vamos. Déjame ver cómo lo haces.

–¿Ahora? –pregunté un poco temeroso.

–Sí, hombre. Ahora. Relájate, es parte de tu penitencia de este miércoles –dijo sonriendo con algo de picardía.

Cerré los ojos un instante e intenté imaginar que estaba saliendo de la ducha. Después mis manos empezaron a explorar mi cuerpo. Me toqué el pecho, los pezones, el estómago, dejé que mis manos se deslizaran por el costado, acariciándome las piernas hasta los tobillos. Luego fui subiéndolas hasta mis huevos, que quedaron atrapadas en el hueco de la palma de mi mano. Acaricié mi polla y metí un dedo dentro del capullo. Fui girando, hasta darle la espalda al padre Juan, y moví mi mano que, sin que yo lo pensará, comenzó a rozar la piel de mis nalgas. Unos segundos más tarde, empecé a bajar el dedo por la raja del culo hasta encontrar el agujero. Me doblé para que se abriera bien (y también para que él pudiera verlo todo: rosado, ansioso y aún virgen), me chupé el dedo y empecé a penetrarme.

Me sentía más excitado que nunca mostrándole al padre las cosas que hacía a solas frente al espejo de mi baño. La idea de ser su objeto sexual me fascinaba hasta hacerme alucinar. Él me miraba deleitándose, y su cara estaba iluminada con una sonrisa casi soñadora.

De repente, él se levantó del sofá. Mientras iba acercándose, su aroma, tan intenso y masculino, empezaba a intoxicarme nuevamente. Me cogió por los brazos y yo fui hundiendo mi cabeza en su pecho. Con la lengua tracé una línea recta y húmeda desde el centro hasta sus pezones. Después, mi boca fue a buscar sus axilas y todo su sudor de hombre quedó sobre mi cara. Mientras tanto, su mano acariciaba mi pecho, bajando lentamente hasta que sentí todo su calor aferrando mi polla ardiente. Me la cogía tan fuerte como si fuese a arrancármela y guardarla en su mano para siempre, y sus dedos me hacían cosquillas en los huevos.

–Eres un chaval muy guapo –me dijo– Tienes todo el derecho del mundo de admirar tu cuerpo.

Mientras él hablaba yo sentía que mi pene no dejaba de sacudirse solo. Yo era muy joven aún, y era muy difícil controlar los espasmos.

Él retrocedió unos pasos.

–Tráeme uno de mis zapatos, hijo mío –me ordenó.

Aunque no comprendía para qué me lo pedía, inmediatamente cumplí la orden, sin vacilar. No me importaba saber para qué quería que le alcanzara uno de sus zapatos. Todo, absolutamente todo lo que hacía y decía el padre Juan me excitaba. La simple idea de que el zapato rodeaba su pie durante todo el día hacía que también se transformase en un objeto de deseo para mí.

Cuando se lo entregué, él lo cogió con una de sus manos, en tanto que con la otra sacaba uno de los cordones.

Dejó el zapato en suelo, se acercó hasta donde estaba yo y me ató el cordón alrededor de la polla, pasándolo por debajo de mis testículos.

–Si no te hiciera esto acabarías corriéndote demasiado pronto, y aún te quedan muchas cosas más por aprender –dijo mientras terminaba de atar los nudos.

Yo creí lo que él estaba diciéndome, aunque en ese momento no tenía muy claro por qué lo hacía. Poco tiempo después terminé de entender la necesidad de que me atara el cordón alrededor de la polla y de los huevos. En el mismo instante en que el padre Juan me tocó el culo, si no hubiera sido por este truco, me hubiese corrido sin pensarlo ni sentirlo.

El cordón quedó atado fuertemente. Me dolía un poco, pero hacía que mi polla estuviese más inflada que antes. Las venas se habían puesto como caños azules, y la polla no dejaba de saltar descontrolada.

Después me cogió de un brazo y me llevó hasta el sofá. Quedó de pie, detrás de mí y, poniendo su mano sobre mi espalda, fue empujándome sobre el brazo del sofá hasta que quedé doblado y con el culo en el aire. Cogió mi polla y la bajó dejándola entre mis piernas, presionando contra el brazo del sofá. Me ardía un poco, pero no me importaba, nada me importaba, sólo él. Estaba a su merced, totalmente desamparado, pero sabía también que estaba a salvo, en las mejores manos, y libre de decir "no" si algo me hacía sentir mal.

Primero me acarició las nalgas, con sus dos manos. Después, con un dedo, empezó a recorrer mi raja, abriéndola, separándola, subiendo y bajando, hasta que por fin se detuvo justo en mi agujero; lo acarició y le dio golpecitos muy suaves que me provocaban sensaciones que recorrían todo mi cuerpo. Mi agujero palpitaba ansioso. Ya estaba totalmente entregado a sus deseos. Su dedo fue penetrándome, muy suavemente al principio, luego más rápido, poniendo mayor presión cada vez que lo metía. Yo sólo podía gemir y retorcerme enloquecido de placer. El padre Juan envolvió con su mano mi polla y mis huevos, apretándomelas más todavía.

–Aún no puedes correrte, hijo mío. Todavía nos queda mucho por hacer y sentir.

Pero yo necesitaba correrme. Cada vez que abría los ojos podía verlo reflejado en una bandeja de plata que había sobre la mesa, al otro lado del sofá. Allí estaba la imagen del águila de mis sueños. La simple visión de su cara me provocaba espasmos en la polla. Sintiendo sus dedos que entraban y salían de mi agujero, conociendo ahora el sabor que tenía su inmensa polla, gozando la humedad de su lengua, comprendía que era un títere en sus manos, un mero objeto que debía hacerle sentir todo el placer que quisiera, cuantas veces él me lo ordenase.

Después sucedió algo más extraordinario aún. Sentí que su aliento cálido y húmedo recorría mis nalgas, su barba me raspaba la piel, eran como golpes de electricidad que estallaban por todo mi cuerpo. Me besaba y me mordisqueaba casi al mismo tiempo, en ambos lados; una nalga, luego la otra, sin cesar, más y más apasionado. Me empujaba más aún, haciendo que el culo se me abriese más. Sabía que mi agujero, rosado y palpitante, estaba mirándolo.

Hundió su cara en mi raja y me estampó un beso en la puerta del culo. Era la primera vez que los labios de un hombre descubrían esa parte de mi cuerpo.

No podía dejar de gemir lujuriosamente.

Su nariz se clavaba en mi culo y mis piernas bailaban colgando en el aire. Sentía sus blanquísimos dientes clavándose en mi piel y, cuando menos lo esperaba, su lengua fue enterrándose dentro de mi agujero ardiente. Sus labios masajeaban los labios de mi culo y su lengua se hundía hurgando más y más profundamente.

Me sentía crecer con cada segundo que pasaba. Nunca hubiese imaginado que estaría en esa posición: desnudo, a merced de los deseos del padre Juan, tal imagen jamás había cruzado por mi mente, ni siquiera unos minutos antes de que todo sucediese. Si alguna vez lo hubiera imaginado antes de que sucediese, me habría sentido totalmente avergonzado, nada más que por el simple hecho de permitirme pensar semejante cosa: desnudo, doblado sobre el brazo del sofá, con el culo en el aire, con las nalgas abiertas y su lengua clavada en mi agujero, no, jamás podría haberlo imaginado antes. Pero, en ese momento, cuando lo estaba viviendo tan intensamente, la mera idea me hacía sentir vivo y desbordante de placer.

¡Y era la cara del padre Juan la que estaba en mi culo y lamiéndome el agujero!

Él se detuvo por un momento. Sentí que se erguía. Se movió hasta quedar frente a mí y se sentó en medio del sofá con las piernas abiertas. Su gloriosa polla apuntaba directamente a mi boca.

–Aprendes rápido, chaval, más rápido de lo que yo esperaba –murmuró sonriendo con picardía–. Ven, acércate y humedece bien mi polla, bésala, es toda para ti.

Pasó sus manos por detrás de mi cabeza y fue empujándome hasta que mis labios pudieron besarle el capullo.

Me fui deslizando del brazo del sofá y quedé de rodillas enfrente del padre Juan. Abrí la boca y cada uno de los centímetros de su polla fueron penetrando hasta que pude sentir que me tocaba la garganta. Mi cabeza empezó a subir y bajar, lentamente.

–Juega con tu culo mientras me la chupas –me ordenó entre gemidos.

No esperé ni una fracción de segundo; inmediatamente uno de mis dedos empezó a buscar el agujero de mi culo. Estaba húmedo por la saliva con que él lo había cubierto. Clavé mi dedo índice hasta que sentí que ya no quedaba nada fuera al mismo tiempo que su polla penetraba mi boca con mucha más fuerza que antes. Sentía como si tuviese una espada atravesándome desde la boca hasta el culo, como si una onda eléctrica conectase la punta de su polla con la de mi dedo haciendo que todo mi cuerpo se retorciese en espasmos. Era casi como estar empalado. Me estremecí. Temblé. Chupé su polla con más desesperación que antes.

El padre Juan cogió mis brazos y me levantó hasta que quedé encima de él. Me abrazó muy fuerte, y nuestras pollas confrontadas comenzaron a batallar.

–Ahora. Sí, ahora. Creo que ya es tiempo –dijo–. Siento que ya estás preparado para cumplir con la última de las penitencias de este miércoles.

Me cogió en sus brazos y me acostó boca arriba sobre la alfombra. Lo miré y creí que estaba viviendo un sueño: parado enfrente de mí, con sus pies separando mis piernas, alto como una torre, ancho y velludo, con su polla apuntada hacia mí como si fuese la lanza de San Jorge; él, igual que un toro de lidia, orgulloso y coronado por un hermoso par de cuernos.

Se arrodilló y levantó mis piernas hasta que quedaron a la altura de su cara. Sus ojos estaban entornados. Respiraba agitadamente. No podía dejar de regodear su mirada clavándola en mi culo aún virgen. Me enterró un dedo. La sorpresa me cortó la respiración. Gemí enardecido. Empezó a hacerlo girar alrededor de mi piel tan suave como el satén. Mi boca no dejaba de expresar el inmenso placer que estaba viviendo. Me tocó en lugares que hasta entonces nunca supe que pudieran existir. Encontró un punto especial y ejerció más presión que antes. Mi rabo saltaba sin cesar, y la punta fue cubriéndose con una fina capa blanca, era como si mi polla estuviese derramando pequeñas lágrimas pegajosas.

–¿Estás preparado ya, hijo mío? –me preguntó con voz ronca.

–¡Sí, padre! ¡Sí, padre Juan! ¡Su hijo está preparado para todo lo que usted quiera hacerle para que pague sus culpas! –respondí casi gritando.

El padre Juan cogió un condón y fue desenrollándolo sobre su polla al mismo tiempo que acariciaba la mía. Yo no podía dejar de mirar la belleza de su rostro.

Entonces, por primera vez, pude sentir lo que tanto ansiaba: la punta de su inmenso rabo empujando y empujando contra las puertas de mi culo todavía intacto. En ese momento él era el carnero que embestía contra lo más secreto de mi ser.

De pronto sentí un dolor muy agudo, como si estuviesen metiéndome un hierro caliente. Y grité.

–Respira hondo –me ordenó acariciándome el vientre.

Abrí la boca y tragué una gran bocanada de aire. Después mi culo fue abriéndose solo y toda la polla del padre Juan me penetró como si fuese un cuchillo partiendo mi alma.

Dejé escapar un sonido que nunca había oído hasta entonces, un increíble desborde de mi ser, algo que estaba entre un grito y un suspiro. Por un momento, el padre Juan detuvo su embestida y se quedó muy quieto dentro de mí.

Después empezó a embestir nuevamente.

Al principio me penetraba con suavidad; la metía y la sacaba muy lentamente. Luego sentí que me la clavaba con fuerza, entrando más y más profundamente. Yo jadeaba como si estuviese corriendo un maratón. Lo que unos instantes antes me había provocado un dolor tan intenso, en ese momento se había transformado en el más increíble de todos los placeres del universo. Empecé a moverme, a contonear mis caderas para poder sentir completamente cada centímetro de su polla dentro de mí. Empujé mi culo hacia atrás a propósito para que su rabo quedara fuera y así poder sentirlo penetrándome nuevamente. Sería imposible intentar describir con palabras el placer que vivía cada vez que esa polla fantástica entraba en mi culo rasgando mis carnes.

Me folló y me folló sin detenerse ni un sólo segundo. Era todo suyo, él podía hacer lo que quisiese conmigo. Nunca había sentido tanta felicidad junta. Me movía hacia un lado y hacia el otro. Mi culo saltaba rebotando sobre la alfombra como si fuese una pelota de baloncesto. Aferré mis manos en sus caderas y fui acercándolo más y más, como si estuviese buscando que todo él se metiese dentro de mí. Los gemidos, los suspiros y los gritos de gozo, salían de mi boca como una cascada, todos al mismo tiempo.

Finalmente, después de un tiempo indefinido, pero que para mí fue eterno, se detuvo un momento. Soltó su mano de uno de mis tobillos, la llevó hasta mis testículos y desató los nudos que había hecho con el cordón de su zapato. Sentí que la sangre contenida iba desparramándose por todo mi cuerpo.

–Ahora –eso fue todo lo que dijo.

Entonces comenzó a arremeter con más fuerza que antes, con golpes profundos y rápidos, haciendo que sus pelotas batieran contra mis nalgas. Una vez tras otra, y otra, y otra más. Mi propia polla golpeaba mi estómago. Yo tenía los brazos alrededor de su cuello, ni siquiera estaba tocándome.

Después, la punta de su rabo embistió sobre ese punto que antes había descubierto, y me hizo aullar como un gato en celo.

El sudor se escapaba por cada uno de los poros de mi cuerpo. Unos segundos después, la leche contenida durante tanto tiempo empezó a explotar desde lo más profundo de mi polla. Saltó por el aire, fue a estamparse sobre el vello negro y sudado del pecho del padre Juan. También se derramó sobre mi estómago y, al correr por mi costado, comenzó a gotear en el suelo.

Mi culo palpitaba descontroladamente. Las paredes de mi agujero estaban estrangulándole la polla. Entonces pude sentir toda su leche caliente corriéndose dentro de mis profundidades. Sentí que estaba lleno. La leche se le escapaba por la parte baja del condón y corría por mis piernas.

El padre Juan lanzó un grito ahogado, un chillido ronco como el grito triunfal del águila cuando conquista su presa.

Hoy, pensándolo seriamente, ni siquiera puedo imaginar cómo pude haber hecho todo eso cuando tenía nada más que dieciséis años. Lo hice, sí, pero en aquellos días hubiera hecho cualquier cosa por el padre Juan, él fue mi primer amor. A su lado me sentía como si fuera un santo. Estaba con él y, al mismo tiempo, sentía que estaba con San Mateo, con San Marcos, con San Lucas, con San Juan; con todos ellos superpuestos al mismo tiempo sobre la figura de un sólo hombre, mi primer hombre.

En ese momento comprendí que, en algún lugar fuera del tiempo y del espacio, mientras él me follaba también iba transformándome en el hombre que he llegado a ser hoy.

Pero aquella primera noche yo tuve mi propio San Juan, un San Juan de carne y hueso que desfloró mi culo virgen de dieciséis jóvenes años.

Cualquiera hubiese pensado que yo, un muchachito tan religioso como era entonces, podía haberse visto devorado por la culpa y la vergüenza causada por mi osadía. Pero no, no fue así. Mientras estábamos allí, yaciendo desnudos sobre la alfombra, uno junto al otro, jadeantes como caballos salvajes después de una carrera, mientras su inmensa polla salía lentamente de mi culo, yo me sentía envuelto en una profunda sensación de paz interior: finalmente ya sabía quién era, y me sentía feliz porque lo había aprendido a través del hombre a quien amaba desde el momento en que empezó a aparecer en mis sueños.

Él se inclinó sobre mí y me besó en los labios con toda su ternura.

–Todos los miércoles –murmuró en mi oído–, repetiré los exorcismos todos los miércoles. Semana tras semana. Lo haré cuantas veces sea necesario.

Y así fue a partir de aquella noche. ¡Cuánta penitencia tuve que hacer a partir de entonces! El padre Juan me había prohibido que me tocara cuando no estaba con él. Cuando llegaban los miércoles, al terminar la misa, yo ya estaba enloquecido de deseo. ¡Como para no estarlo! A esa edad, desbordante de energías y esperando toda la semana para poder satisfacer las necesidades de mi cuerpo y también de mi espíritu. Pero lo hice, y era feliz obedeciendo su mandato. En algunas ocasiones tenía inesperados accidentes nocturnos, especialmente cuando el sueño del águila volvía a asaltarme, pero él siempre me perdonaba esos pequeños pecadillos.

En cada uno de nuestros encuentros el padre Juan me enseñaba más y más cosas nuevas. La segunda vez que estuvimos juntos me hizo poner boca abajo.

–Esta vez te follaré como se folla a un varón, no como a una mujer –dijo con un tono un tanto soberbio. En ese momento pensé si también estaba teniendo relaciones similares con las chicas de la parroquia.

–Arrodíllate y hunde tu cara en la almohada.

Él hubiera podido ordenarme que me colgara de la cuerda de la ropa y hubiese obedecido sin ningún temor. Yo era un joven muy religioso. Hubiera transformado el agujero de mi culo en siete agujeros para que él los gozara uno por uno, si me lo hubiera pedido.

Con el paso del tiempo también llegó a enseñarme como follarlo. Me maravillaba el poder que ejercía su culo cuando aferraba mi polla con esa fuerza que podía exprimir hasta la última gota de mi semen. Una noche, cuando nos acostamos, empezamos a chuparnos los culos y las pollas hasta que nos corrimos los dos al mismo tiempo. Otra vez nos follamos mutuamente con los dedos mientras nos hacíamos una paja el uno al otro hasta que la leche terminó derramándose sobre nuestra piel.

A pesar de que el padre Juan nunca dijo nada al respecto, con el correr del tiempo llegué a pensar que, lo mismo que hacía conmigo, ya lo habría hecho antes con otros chicos también. Pero, en realidad, a mí me daba igual, no me importaba. Si tuviese que haber enfrentado algún otro monaguillo, quizá de Murcia, tal vez de Pontevedra, que hubiera sido exorcizado por él tal como me lo hacía a mí, sólo podríamos sentarnos y comparar las experiencias. Bajo el influjo de mi constante deseo podía imaginar que, cuando había sido alumno en el instituto, o en el seminario, o en cualquiera de todas las parroquias por las que había pasado hasta llegar a Santa Rita, habría follado un culo tras otro. ¿Qué chaval no hubiese soñado con ese cuerpo velludo y musculoso, con esos hombros anchos y redondeados, con esa inmensa polla ardiente, con ese culo perfecto, con esas piernas curvadas, con toda esa belleza inmersa debajo de la misteriosa sotana?

Durante aquellos dos años, ni el padre Juan ni yo faltamos jamás a nuestra cita de los miércoles. Cada semana, después de la misa, hacíamos el amor como si fuese siempre la primera vez.

Todo fue perfecto hasta el día en que conseguí mi primer trabajo en Ciudad Real. Entonces, ya ni el AVE fue suficiente para mantenernos juntos. Aún hoy, cuando hace ya cuatro años que dejamos de vernos, cuando alguien me folla puedo sentir la polla del padre Juan penetrándome como nadie ha podido hacerlo después de él. El miedo y el dolor de la primera vez, sus manos sobre mis hombros, aferrándome tan fuerte como si fueran las garras del águila del sueño, la forma como me penetraba, y los lugares mágicos a los que supo transportarme.

Seis meses después de que tuviera que marcharme de Madrid, a él le adjudicaron una nueva parroquia. A pesar de las promesas de la diócesis, Santa Rita continuó bajo la regencia del ya muy anciano y despistado padre Anselmo. Alguien me comentó que al padre Juan lo habían enviado a Casablanca, y sospecho que los monaguillos marroquíes también habrán aprendido muy pronto a adorarlo casi tanto como yo.

Aunque continué siendo monaguillo casi todo el tiempo que él estuvo en nuestra parroquia, después de que se marchó ya nunca volví a verlo. Pero el sabor y el tamaño de su polla –en mi boca o en mi culo– los sigo manteniendo en la memoria entre mis mejores recuerdos. También su aroma y su sonrisa.

Muchas veces me pregunto si el padre Juan habrá hecho las paces con Dios como lo hice yo. Sospecho que cada vez que me follaba durante aquellos dos magníficos años, en algún rincón de su mente debía sentir algún remordimiento, o quizá de miedo, o tal vez vergüenza por lo que hacíamos. ¿Habrá tenido que flagelarse o apelar a la ayuda del silicio o de algún otro método intentando vencer el deseo en un intento de vivir totalmente de acuerdo con los dictados de la Iglesia?

Si estas especulaciones fueran ciertas me sentiría muy mal porque, a fin de cuentas, todo lo que él hizo fue demostrar a un muy religioso chaval de dieciséis años que a Dios se le puede hallar en muchos y muy diversos lugares; lugares que incluyen también la entrepierna y el culo de un hombre. Cuando estuve por primera vez desnudo y doblado sobre el sofá, aprendí lo que es ser un hombre verdadero. Y, aunque esto suene demasiado extraño para algunos, junto a él también aprendí lo que significa ser un verdadero cristiano.

Después de todo, la Biblia nos enseña aquello de: "No hagas a los otros...".

Antes de conocer al padre Juan, yo vivía cantando lamentos fúnebres, deseando desesperadamente algo que consideraba prohibido, al mismo tiempo que me sentía aterrado por mis pensamientos carnales, ignorando qué podía llegar a sucederme por ser diferente, sin saber adónde ir, sin tener en quién confiar.

–Seré muy tierno contigo –murmuró el padre Juan en mi oído.

Yo sabía que ya había perdido totalmente el control de mi ser. Dejé que pusiese mi culo en el aire, y le dije:

–Por favor, padre Juan. Usted estaba en mis sueños. Le ruego: haga que todos mis sueños se conviertan en realidad. Yo sé que usted puede hacerlo.

Y él lo hizo. No inmediatamente. No fue una violación. El padre Juan era un experto. Acariciaba tiernamente el agujero de mi culo; su dedo, todos sus dedos fueron invadiéndome, uno a uno, aun cuando su mano apretaba mi polla para que no me corriese antes de tiempo. Primero un dedo, después otro, y otro más, todos los dedos. Después se ponía el condón y cubría mi culo con la crema que guardaba en el cajón del escritorio, y volvía a exorcizarme como cada miércoles.

Yo era un chaval muy religioso. La entrada de la polla del padre Juan en mi recto fue, por llamarlo de alguna forma, una experiencia inesperada e increíble. De todas formas, cuando llegó ese momento, alcancé a comprender mejor la Palabra de los Evangelios, eso era lo que mi cuerpo y mi alma querían, y eso fue lo que él me dio. El padre Juan fue metiéndose inteligentemente dentro de mí.

Después de todo, hasta el día en que sentí sus manos acariciándome por primera vez, ¡jamás nadie me había tocado! Si al metérmela yo sentía algún dolor, él bajaba hasta mi culo, me enterraba la lengua, y me decía con voz ronca y firme:

–Relájate, hijo mío. Relájate. Yo sé muy bien cómo se hace esto, y también sé cuánto lo deseas. Lo he hecho muchas veces antes...

Mi culo estaba en el aire y yo doblado sobre el sofá, la lengua y los dedos del padre Juan me obligaban a relajarme. Siempre lo tenía bien abierto, preparado para recibirlo, ansioso, expectante.

–Por favor, padre. Quiero sentirlo dentro de mí –le pedía como a él le gustaba, casi implorándole que me follara.

Después volvía la cabeza y veía su cara triunfal.

–¿Estás seguro de lo que quieres, hijo mío?

Lo miraba más intensamente aún.

–Usted es mi águila. Su destino es follarme. Fólleme, padre. Fólleme, por favor. Fólleme ahora mismo. Fólleme siempre, padre Juan.

Yo no era un chaval como los demás. Era bastante tímido y no estaba acostumbrado a usar semejante lenguaje. Pero en esos momentos sabía cuáles eran las palabras exactas que tenía que decir. Yo conocía muy bien mis sueños, los conocía tan claramente como clara tenía la idea de que el padre Juan debía ser el hombre que tenía que disfrutar mi virginidad.

El Partido de Fútbol

Son pocas las cosas que quiero tener claras cuando follo con otro hombre.

Primero, el que folla soy yo. Dios no me ha dado una polla de veinte centímetros, tan gruesos como la muñeca de mi brazo, para que me tire desnudo sobre una cama con las piernas en el aire. Dentro de mi culo nunca he tenido algo más grande que mi dedo, y a estas alturas de mi vida no pienso cambiar. Tampoco me gusta chuparla, jamás lo hice, lo he probado, no lo niego, pero me di cuenta de que no me interesa. Hasta ahora nunca he sentido interés por nada de eso, tampoco lo he necesitado; siempre lo he sentido así desde que tenía catorce años y, una tarde, cuando menos me lo esperaba, un compañero de escuela me la chupó por primera vez.

Tal vez esto suene un poco sorprendente, pero una cosa que sí me gusta hacer es chupar culos; meter mi cabeza entre un buen par de nalgas sudadas y follarlas con la lengua hasta que imploren basta. Tengo algunas razones para justificar este especial interés; primero porque de esa manera puedo ir preparándole el culo como se debe al tío de turno; de esa forma puedo hacer que se relaje bien, pues, ¡con semejante polla como la mía...! Bueno, cualquiera puede imaginar fácilmente lo que quiero decir. No importa cuánto haya sido follado el culo que tengo delante, conmigo siempre necesita estar bien preparado.

Y, cuando follo, no hay forma de que deje un sólo milímetro fuera.

La segunda razón es muy simple. Cuando follo un buen culo, antes de que le entierre toda mi pollaza, me bajo y se lo chupo hasta que queda brillante de saliva, ésa es la mejor forma de hacerlo. Si un tío se agacha y abre sus nalgas, rogando que le meta el rabo y se las parta en dos, su culo deja de ser suyo, me pertenece, se lo hago sin que tenga que pedirlo una segunda vez; para mí no hay nada en el mundo como echar un buen polvo.

Además, cuando estoy chupando un culo siempre me aseguro de que puedo jugar cosquilleando o pellizcando los cojones o la polla del tío que tengo en la cama; si le apetece puede hacerlo él mismo, no lo hago solamente para mi propio placer, sino para que él disfrute todavía más, siempre me aseguro de darle el placer de su vida, el más grande que jamás haya sentido. Muchos tíos ni siquiera se hacen una paja cuando los follo, sólo se quedan extasiados, gozando, alucinando con el éxtasis de tener mi polla enterrada en sus agujeros. Y, muchas veces, los vuelvo locos hasta el punto de que terminan corriéndose sin siquiera tocarse.

Otra cosa que me gusta dejar en claro es que, generalmente, conmigo no hay nada de abrazos o de besos románticos, nada de palabritas como: "cariño", o "mi amor", o cualquiera de esas cursilerías si no lo siento, el sexo es eso, sexo y punto. Yo no soy de los que entierran su lengua en la garganta del primero que encuentra sólo porque es lo que hay que hacer; cuando beso lo hago porque realmente lo siento, de lo contrario, no pierdo el tiempo.

Tampoco voy susurrando a diestra y siniestra palabras dulces y tiernas en cada una de las orejas que mordisqueo. Digo demasiadas cosas lindas cuando me enamoro, pero cuando el sexo es sólo sexo, no gasto ni una gota de saliva, me dan por los cojones todos esos juegos, los siento falsos y yo soy demasiado auténtico. ¡Joder!, puedo ser buen amigo de un tío, pero, finalmente, somos dos personas echando un polvo, nada más, entonces debemos comportarnos como tales, ¿no?

El otro motivo es realmente muy simple: cuando estoy follando un buen culo de macho, quiero justamente eso, tener un macho debajo de mí, no un chaval, ni tampoco un maricón que se mueva y que hable como una mujer.

Por lo general, me gusta follar tíos que andan rondando los treinta años, tíos con alguna experiencia, con pelo en el pecho y con buena carne sobre los huesos, que tengan un buen culo, redondito y mullido, un culo al que pueda aferrarme bien y sobre el que pueda cabalgar como el mejor de los jinetes. No me gustan los culitos delgados de los adolescentes, ni de los cabeza hueca que se pasan la vida en el gimnasio para tener las nalgas duras como una piedra. Me importa un coño si un tío es gay o no, si está casado o si tiene pareja, tampoco me interesa saber si es soltero: un tío es un tío y follar es placer, y el placer es aquí y ahora, el después no cuenta, eso viene más tarde si las cosas llegan a darse como deben.

Yo tengo esta teoría: no hay ningún tío que no quiera ser follado por lo menos una vez en su vida, todos quieren saber cómo es tenerla dentro. No negaré que esto lo sé por mi propia experiencia: también yo he tenido esos sentimientos alguna vez, pero eso fue cuando todavía era un chaval, antes de enterrar mi polla en un culo por primera vez y saber exactamente qué era lo que quería. Desde la primera vez que planté la polla en el culo a un tío, supe que follar era lo mío. Pero la mayoría de los tíos no tienen una verga como la mía; ni tan grande, ni tan hambrienta, entonces siguen buscando, intentando, explorando; tengo una muy larga lista de nombres para probarlo. Pero, en lugar de recitar la lista (que no serviría de mucho), creo que mejor sería que lo demostrara con un ejemplo de algo que sucedió hace unas semanas con un viejo amigo, Antonio...

Aquella noche, como de costumbre, estábamos en un bar bebiendo cerveza y viendo en la tele como el Real Madrid perdía una vez más. En esta ciudad somos todos unos cobardes; en cualquier otro lado, después de tantas frustraciones con el equipo local, todo el mundo estaría con el corazón destrozado, corriendo a los vestuarios para romperles el culo a patadas a los jugadores, pero aquí es diferente, bebemos otra cerveza y nos consolamos mutuamente por la nueva derrota. De todas formas, el Real Madrid había perdido otra vez, y allí estábamos nosotros dos: Antonio y yo, buscando las palabras necesarias para consolarnos mutuamente, bebiendo juntos, como en un tango, para ahogar las penas. Realmente me gusta mucho ver partidos con Antonio porque él jugó durante cuatro años en una de las divisiones menores del Barça. Imagino que debía ser un espectáculo ver saltar, volar y caer a ese arquero, aferrando el balón entre sus manos, salvándose de que le hicieran un gol. Antonio no es un tío muy alto, tal vez un metro setenta, quizá un poco más, no mucho; su cuerpo es sólido y macizo, no es gordo, es puro músculo, y tiene las piernas muy peludas, cortas, gruesas y un tanto torcidas, casi arqueadas. Siempre mantiene muy corto su cabello castaño oscuro, el mismo color que tiene el vello que le cubre los brazos y el que se le escapa por el cuello de la camisa. Y, ¡por supuesto!, también el de su culo, que he visto más de una vez: un culo grande y redondito como una manzana deliciosa; creo que él es consciente de eso, lo sabe, seguramente ése sea el motivo por el que siempre lleva los vaqueros tan bien estirados sobre él, tan pegados a su piel como si fueran parche de tambor, marcándole bien la raja.

Me pone a tono pensar cómo cogería ese culo de arquero con mis dos manos, aferrándolo bien y, sin que tuviera que pedírmelo, le metería mi polla como si fuera un gol de media cancha.

En fin, como decía antes, cuando Antonio empezó a jugar en el Barça todos pensaban que llegaría a triunfar en primera división sin ningún problema. Pero después todo quedó en la promesa, no pasó nada y, al ver que no progresaba, mandó el fútbol a la mierda y se puso a trabajar en el negocio de su padre. Justamente así nos conocimos. Era la época en que yo vivía en Barcelona. Una tarde él tuvo que traer un paquete a mi casa, algo que yo había comprado en el negocio de su padre. Inmediatamente nos hicimos amigos y, desde entonces, siempre nos encontramos en algún bar para beber y contarnos nuestras aventuras.

Antonio tiene siete años menos que yo, y creo que me admira. Le gusta escucharme atentamente cuando le cuento historias de aquellos días, y de los tiempos en que me dediqué a vagabundear por el mundo hasta que finalmente me establecí en Madrid con mi negocio de cerrajería. Una vez me dijo que se sentía realmente envidioso de la vida que yo había vivido, porque todo lo que él había hecho había sido trabajar con su padre, ir al bar, follarse algunas tías, y lo único especial que le había sucedido había sido jugar en el Barça, además, él nunca había salido de España.

Siempre me ha dado mucho morbo mirarlo, no puedo negar que me he hecho muchas pajas en su honor; creo que siempre tuve la idea de llegar a follármelo algún día, pero nunca he querido forzar la situación, es mejor cuando las cosas se dan en el momento indicado. A un tío como Antonio hay que dejarle que madure solo sus ideas hasta que él mismo esté seguro de lo que quiere hacer; es un buen muchacho, pero muy cabeza dura.

Una vez más el Real Madrid había metido la pelota por cualquier parte menos por donde debía; los dos gritamos al mismo tiempo, y pedimos otra ronda de cerveza para calmar la furia que nos provocaban las sucesivas malas jugadas.

Entre una y otra decepción futbolística, Antonio, de una forma u otra, buscaba la oportunidad para contarme una cita que había tenido la noche anterior y que lo había dejado plantado. Él siempre andaba buscando putas calientapollas que, al final, cuando encontraban otro tío con más pinta o más pasta que él, siempre le dejaban con toda la calentura encima.

–¡Hostias! Estaba furioso, tan furioso como cachondo. Tenía la polla tan tiesa que, por un momento, pensé que tendría que ir a pagar una puta para que se me bajase. ¡Ni siquiera he podido dormir anoche! ¡Fue una putada, tío! Una real putada la que me hizo esa zorra.

Le respondí con un comentario estúpido, casi sin prestar demasiada atención a sus protestas; le dije algo así como que no se puede estar con ellas, ni tampoco sin ellas. Después intenté ignorarlo y seguir mirando el partido. Pero Antonio no dejaba de hablar, no paraba ni por un segundo de contarme su frustración y todo lo caliente que estaba. Decía que ya casi lo había intentado todo, pero que no conseguía calmarse con nada; incluso si encontrase nuevamente a esa golfa y pudiera follarla, tampoco se sentiría aliviado.

Realmente había quedado bastante maltrecho, y yo no podía entender por qué coño un polvo frustrado le molestaba tanto. Todo lo que me decía era que, aun cuando su leche explotaba dentro de un chocho, después siempre seguía caliente, con la polla tan tiesa como antes, como insatisfecho, nunca había podido explicarse por qué se sentía así, como si el polvo le dejase vacío.

De pronto, lo que decía empezó a sonarme interesante y empecé a prestar más atención que la que había puesto hasta ese momento.

Siempre hablamos mucho sobre sexo, y Antonio supo, prácticamente desde que nos conocimos, que a mí me gusta follar también con tíos. Nunca oculto eso, me parece absurdo andar escondiéndome, el sexo es siempre sexo, sea entre tíos, entre tías, mujer con hombre, o lo que sea. A él siempre le ha gustado mi filosofía, dice que mi libertad sexual me hace más macho de lo que soy. La primera vez que se lo conté se puso un poco nervioso. Lo calmé diciéndole:

–Mira, macho, yo tengo una polla grandísima que escupe litros de leche, y si un agujerito jugoso me atrae, se cruza en mi camino y quiere que le preste un poco de atención, yo estoy siempre listo. Mi polla nunca aprendió a decir no a nada.

Y esa noche de frustraciones, finalmente, tuve la certeza que Antonio tampoco diría que no a nada...

Bebimos dos o tres cervezas más, y me di cuenta de que si quería acción ya empezaba a ser algo tarde.

–Si me quedo más tiempo luego, esta noche, no podré dormirme, siempre me sucede cuando bebo demasiado. Será mejor que pague la cuenta y me vaya a mi casa –le dije.

–¡Pero, vamos, tío! Que no es tan tarde aún, son apenas las once, ¿por qué no vienes un rato conmigo a casa?

Tengo unos vídeos porno que me ha prestado mi hermano, te prometo que son de puta madre.

La idea me pareció interesante, pero, como yo tenía otros planes, le propuse otra posibilidad.

–¿Por qué no vienes tú mejor a la mía?, tengo algo de güiski y, si queremos, podemos beber hasta terminar con una buena borrachera. Si estás muy pedo luego puedes quedarte a dormir en casa. Sobra sitio.

–Está bien, tu idea me parece mejor que la mía, vamos. –dijo.

Y nos fuimos.

Todo salió tal como yo lo había pensado. Bebimos dos copas cada uno, y eso fue suficiente como para que yo me sintiera con todo el valor para lanzar mi plan de guerra. Y Antonio estaba realmente borracho; o al menos eso es lo que aparentaba. Sonreí y le serví otra copa. Ya había visto antes la película que estábamos protagonizando, no una, sino muchas veces; la primera vez fue cuando todavía era un chaval de quince años y me dedicaba a vender a los chicos del Opus. Una vez uno de ellos vino a mi casa para comprar una china. Le pregunté si antes de comprar quería probarla para ver si estaba buena. Inmediatamente, antes de que terminara de decir la frase, él ya estaba respondiendo que sí. Armé un petardo bien cargado y fumamos juntos. Diez minutos más tarde lo tenía desnudo sobre la cama, a cuatro patas y con el culo en el aire, implorando que lo follase. La siguiente vez que lo ví, él ya no recordaba nada de lo que había sucedido aquella tarde después de que fumamos, sonreí incrédulo, y le dije:

–Te avisé que era un buen chocolate.

Me di cuenta de que Antonio estaba haciendo el mismo jueguito que aquel chico del Opus, y eso me gustaba. Me excita cuando los hombres hacen esa clase de juegos buscando que les dé por el culo. Dejé que me siguiera tirando los tejos mientras me hablaba una vez más sobre la golfa de la noche anterior.

–Esa guarra me dejó hecho mierda, macho. ¡Dios! no puedo creer que todavía siga hecho una mierda humana por culpa de ella.

Finalmente, le corté diciendo:

–Mira, Antonio, estamos muy borrachos. Creo que sería mejor que nos fuéramos a dormir. Ven conmigo, te acostarás en la habitación del fondo, hay menos ruido allí.

Antonio intentó levantarse, pero no podía mantenerse en pie del pedo que llevaba encima. Tuve que cogerlo por los brazos antes de que se cayera. Después pasé su brazo alrededor de mi hombro y, casi arrastrándolo, lo llevé por el pasillo hasta el cuarto. Encendí la luz y lo puse en la cama. Quedó allí, acostado boca arriba, mirando el techo y, por un instante, creí que realmente estaba borracho por el alcohol. Pero no estaba tan seguro de que fuera sólo por eso. Sólo había una forma de confirmarlo, y puse mi plan en práctica.

–Vamos, Antonio, debes quitarte la ropa. Ven, siéntate, no querrás dormir vestido, ¿no? Es muy incómodo.

Nuevamente pasé mi brazo por debajo de su espalda y lo senté en la cama. Le saqué la camisa de dentro de los pantalones y comencé a desabrocharla, botón a botón, hasta que se la quité. Antonio tenía el pecho tan velludo como una alfombra, y me gustaba el suave michelín que ya le comenzaba a nacer alrededor del ombligo. Después le quité los zapatos y los calcetines. Desabroché su cinturón y los botones de sus vaqueros. Su polla, que estaba muy tiesa, saltó y quedó erguida como un mástil rodeado por una selva de brillante vello rojizo. Eso me quitó todas las dudas que pudiera haber tenido hasta ese momento.

–Vamos, cabrón –le dije–, ahora te quitaré el pantalón y ya estarás cómodo para dormir.

Lancé los pantalones al otro lado de la habitación. Allí estaba, Antonio el jugador de fútbol, desnudo como cuando vino al mundo, con la polla tiesa, sentado en la cama, pidiéndome con su expresión que le hiciera lo que quisiera hacerle.

Me paré a su lado y le puse la mano en la cabeza.

–¿Qué te pasa, tío? –le pregunté con una voz muy suave– ¿Qué es lo que estás buscando?

Antonio no respondió, sólo se quedó mirándome, y yo sabía cuál era la respuesta que él no se animaba a darme.

Sin pensarlo demasiado, le puse las manos en la nuca, y empujé su cabeza hacia adelante. Su cara quedó enterrada en mi bragueta. Cualquiera puede imaginar qué fue lo que sentí frente a su boca. Pensé que mi polla iba a reventarme la cremallera de los vaqueros.

–Oh, Dios... –murmuró suavemente, casi como si estuviese rezando o algo así.

–Todo está bien, Antonio, tranquilo –le dije–. Estás haciendo lo querías hacer desde hace mucho tiempo. Estás siendo tú mismo; no hay nada de qué avergonzarse. Muchos tíos hacen esto. Además, nadie tiene por qué enterarse de lo que estamos haciendo, es sólo entre tú y yo.

Quité la mano de su cabeza y me abrí los pantalones. Mis veinte centímetros de rompeculos saltaron con la fuerza de un misil. La mandíbula inferior de Antonio cayó de golpe; creo que fue un poco porque él nunca había visto una polla tan grande, otro porque tenía un miedo espantoso, y el cincuenta por ciento restante porque se le había hecho la boca agua.

–Pruébala –le dije empujando su cabeza hacia mi polla–, pásale un poco la lengua alrededor de la punta. Déjala bien húmeda así después puedo hacer lo que tú has estado esperando durante tanto tiempo. Voy a hacerte tan feliz como un hombre de verdad debe serlo.

Él bajó los ojos y sacó la lengua, la pasó por mi polla que saltaba cachonda sobre su nariz y sus mejillas. Eso era lo que yo buscaba. Empujé mi rabo contra sus labios, y él dejó que fuera penetrándole la boca. Después, con voz de chaval a punto de llorar, dijo:

–No sé cómo hacerlo, tío. No sé...

–No te preocupes, Antonio. Solamente trata de no morderla. Es como chupar un gran pirulí. ¡Vamos! Tú puedes hacerlo, hombre, tú quieres hacerlo. Prueba...

Él abrió su boca y le metí toda la punta de mi polla dentro. Lo hice con mucho cuidado, no quería que se ahogara y terminara vomitando toda la cerveza y el güiski que tenía en el estómago, si no hubiese sido por eso ya le habría estado follando la boca.

Los tíos que me ponen más cachondo son los que se la tragan toda, hasta que la sienten en la garganta, pero no hay muchos de esos, y no me iba a arruinar la noche intentando que Antonio lo hiciera, aun cuando eso me volviese loco.

Realmente no me importó ponerme a pensar si era cierto que nunca lo había hecho, a fin de cuentas, al menos conmigo sí que era la primera vez que lo hacía. Y, en verdad, no lo hacía nada mal.

Al principio no se animaba mucho. Con sus labios húmedos pellizcaba la piel que rodea de mi capullo, pero poco después fue aventurándose a bajar un poco más. Le dejé que se la tragara hasta donde pudiese, empujándosela suavemente, gozando esa cálida sensación que me daba su lengua en mi rabo. No importaba si no podía tragarse los veinte centímetros completos, sentía que ésa no sería la única vez que estaríamos en la cama.

Le dejé que me chupara la polla hasta que me di cuenta de que ya empezaba a dolerle la mandíbula. Entonces, fui sacándosela de la boca muy despacio.

–Acuéstate, Antonio. Quiero mirar tu cuerpo desnudo. Acuéstate y relájate. Deja que de ahora en adelante yo maneje la situación. Yo me encargaré de todo, Antonio, de todo.

Me miró con un poco de miedo, yo podía entender por qué lo sentía. Sí, creo que comprendo lo que le sucedía: sé que se necesita tener un culo experto –ya sea un macho o una hembra– para tragar mi salchichón sin problemas, y él ya se había dado cuenta de que esa noche le echaría nuestro primer polvo contra viento y marea.

Me aparté un momento y terminé de quitarme los pantalones, pero me dejé la camiseta puesta. Nunca entendí por qué lo hago, pero me gusta follar con la camiseta puesta, quizá sea por haber follado tanto en cuartos de baño cuando estaba en la mili en Melilla, los tiempos en que sólo me abría la bragueta, la sacaba y la enterraba directamente en esos calientes culos uniformados que se doblaban sobre el servicio para tragar mis veinte.

En fin, como iba diciendo, le levanté las piernas, le cojí las plantas de los pies, y fui doblándoselas casi hasta que los dedos le tocaban las orejas, sabía que de esa forma su culo se abriría completamente. Ver ese agujero fue una visión inolvidable, un momento para conservar eternamente en la memoria. Como ya he dicho, Antonio tiene un culo grande y redondito, y también tan velludo como el de un oso. Vello rojizo, corto y rizado que le cubre todo, y tiene la raja tan peluda que apenas si se le puede ver el agujerito rosado que yo estaba a punto de comerme.

–Quiero que sientas esto que te haré –le dije mientras me inclinaba y metía mi cabeza entre sus nalgas.

Ese agujero tenía un tufillo muy especial. Antonio había estado sentado en su camión todo el día, y luego estuvo sentado en el bar, y en mi casa. Pero, ¡qué mierda! un macho debe oler como un macho, no como una perfumería de El Corte Inglés, y cuando aspiro el aroma de un buen ojete bien sudado, me pongo más cachondo todavía. Mi lengua se lanzó ansiosa buscando su culo, cada centímetro golpeaba contra su piel, desde el punto donde termina la columna hasta el nacimiento de sus piernas. Debía darle una atención especial a ese culito aún virgen. No dejé un sólo lugar sin cubrir con mi lengua, la dejé que recorriera cada palmo de su piel hasta hacerla brillar. No podía dejar de aspirar su intenso aroma de varón. Después empecé a mordisquearle suavemente los labios rosados de ese culo ansioso.

Antonio estaba volviéndose loco. Yo había visto la misma escena antes, muchas veces, especialmente con tíos heteros a los que nunca un hombre les había chupado el culo hasta entonces. Sus novias no quieren hacerlo porque piensan que es obsceno o algo por el estilo. Siempre he dicho que después de que uno le chupa bien chupado el culo a un macho, ya lo tiene a punto para hacerle lo que a uno se le antoje, cualquier cosa. Y eso es lo que estaba consiguiendo de Antonio. Podía sentir como las piernas le temblaban entre mis manos; su culo saltaba hacia todos lados, y resoplaba como los caballos cuando están listos para salir al galope, un sonido que sólo nace en el fondo de la garganta de un hombre. Su polla estaba tan tiesa que temí que fuera a correrse en cualquier momento. Le empujé la mano para que la soltara. A él pareció no preocuparle eso, creo que no se daba cuenta de lo que yo hacía.

Era evidente que se sentía como si hubiese muerto y estuviese renaciendo en el paraíso.

Finalmente, pensé, ya había hecho todo lo que podía con mi lengua. ¡Dios! Antonio tenía un culo tan estrecho, ¡estaba de puta madre! ¡Seguro que nunca se le había caído el jabón en las duchas de los vestuarios!

Lentamente fui bajándole las piernas y lo coloqué boca abajo, después lo puse a cuatro patas.

Era una foto perfecta: su culo de arquero, redondo y velludo, brillando con mi saliva, especialmente allí, en ese lugar donde sus nalgas se trasnformaban en un gran cañón. Lo miré un instante diciéndome: "arquerito, prepárate para tragarte este gol". Empecé a ablandarlo metiéndole un dedo, muy despacio. Él lanzó un leve gemido de placer.

–Eso es Antonio –dije casi en un susurro–, tú puedes aguantártelo, tío.

Ésa es la manera de hacerlo con un hombre como Antonio: como un desafío, provocándolo. "Un macho de verdad siempre es capaz de hacer esto, entonces ¿puedes tú también?"

Empecé a meterle un segundo dedo. Mis manos son bastante grandes, manos de trabajo duro, pero, hasta que no logro meter todo el puño dentro, el culo nunca está listo para lo que viene después. Y con un agujero virgen como ese, siempre ayuda estirarlo un poco antes de partirlo en dos con mis veinte gruesos centímetros.

–¡Oh, Antonio! ¡Qué culo tan hambriento tienes! ¡Está muriéndose por sentir como lo abre mi polla!

Lo follé con los dedos durante unos minutos para que sus tejidos fueran acostumbrándose a sentir algo dentro. Era una sensación que me enloquecía, era como si estuviese acariciando un terciopelo, suave, me provocaba un cosquilleo en la espalda que me hacía vibrar.

Finalmente, saqué los dedos, me puse un condón, escupí la palma de mi mano y me lubriqué bien el mástil. También le puse un poco de saliva en su agujero rosado. Entonces le acomodé mi polla justo en la boca del culo.

–Relájate, Antonio –le dije con una voz casi ronca–, relaja ese lindo agujero virgen porque voy a hacerte sentir lo que nunca nadie te ha hecho sentir hasta hoy.

Luego empecé a empujar para abrirme paso por la estrechez de ese culo. Fui metiéndola suavemente al principio, después seguí penetrándolo con más fuerza. La peor parte es lograr que entre la punta de la polla. Una vez que uno pasa esa parte, el partido sigue como si estuviese la cancha libre.

–¡Ayyyyyy! ¡Uhhhh! ¡Por favor, no, sácala, Paco, sácala un poco que me duele demasiado! –Antonio se quejaba como si lo estuviera maltratando, pero movía el culo lleno de placer, hacia todos lados– ¡No!, ¡déjame! ¡Ayyy! ¡Por favor, me duele!

Le cojí fuertemente por el cuello para inmovilizarlo, manteniendo mi polla clavada en su culo que ya empezaba a abrirse.

–No te muevas así, Antonio. Respira hondo. Lo único que haces resistiéndote es empeorar las cosas. Deja que te meta toda la polla. Déjame hacer a mí, verás como todo irá bien después de que llegues a sentir mis bolas golpeando tus nalgas. Relájate y verás como en diez segundos te sentirás como nunca te has sentido en tu vida.

Antonio obedeció. Tragó una gran bocanada de aire y se calmó. Yo esperé, quedándome muy quieto, sin hacer ningún movimiento durante unos momentos. Cuando uno folla a un hombre, siempre debe ser paciente, debe dejar que se haga a la idea de tener una polla abriéndole el culo hasta que esté convencido. Después uno puede hacerle cualquier cosa.

Como era de esperar, su culo empezó a relajarse rápidamente, a fin de cuentas había estado esperando sentir mi polla dentro de él durante demasiado tiempo ya. Podía sentirlo que se iba abriendo como una peli en cámara lenta, pero aún no dejaba de estrangularme la polla intentando no dejarme avanzar. Me tiré sobre su espalda y pude sentir como le hacía tragar otro centímetro de mi rabo, y después otro más. Antonio suspiró, y yo aproveché el momento para clavársela toda, hasta los cojones.

Ya podía oír como mi piel se enredaba entre el vello rojizo de sus nalgas, ésa era la señal de que la cancha ya estaba libre para que yo metiera todos los goles que quisiese. Por mi parte, hasta ese momento todo había sido puro precalentamiento. Empecé a empujar, primero suavemente, sin apurar las cosas. No podía creerlo: ya estaba follándolo, podía sentir mis veinte entrando y saliendo del maravilloso culo de Antonio. Si miraba hacia abajo, veía como los labios de su culo abierto me mordían la polla. Finalmente lo tenía justo donde quería tenerlo, y él me tenía a mí en el lugar que deseaba tenerme.

–¡Oh, sí! ¡Oh, más! ¡Fóllame! ¡Fóllame! ¡Fóllame con todas tus fuerzas! ¡Esto es lo que siempre he querido! –decía Antonio entre gemido y gemido.

Muchas veces los tíos no saben qué decir cuando llega el momento que tanto esperaban y sienten una polla en el lugar en el que han querido tenerla durante mucho tiempo sin saber como conseguirla. Cuando finalmente sienten un rabo partiéndoles el culo, se relajan y se olvidan de todo, empiezan a soltar tacos y dicen todas esas cosas que nunca antes se habían animado a decir. A mí me vuelven loco cuando se ponen así.

–¡Rómpeme el culo! ¡Déjamelo bien abierto para que nunca se olvide de ti! ¡Sí, rómpemelo como nunca lo has hecho antes! ¡Folla mi agujero virgen! ¡Sí! ¡Dámela, dámela toda! ¡Ayyy! ¡Oh! ¡Vuélveme loco! Enséñame a gozarla como se debe. ¡Oh! ¡Sí, sí, la quiero toda dentro! ¡Fóllame! ¡Fóllame!

Empecé a metérsela con más fuerza, sabía que Antonio ya estaba entregado, listo para que mis veinte hicieran lo que quisiesen dentro suyo. Ya no había ninguna barrera entre nosotros, éramos sólo dos tíos haciendo lo que habíamos deseado hacer durante mucho tiempo, nada más. Y nadie podía decir que Antonio no se sentía el hombre más feliz del mundo con ese velludo culo de arquero abierto en el aire y partido en dos por mi polla.

–¡Oh, sí! ¡Dámela! ¡Entiérrame toda tu polla! ¡Sí! ¡Aunque me duela! ¡Ahhh! ¡Sí, este es un dolor que me gusta! ¡Así! ¡Por favor, métemela así! ¡Fóllame duro, Paco! ¡Fóllame hasta dejármelo al rojo vivo! ¡Fóllame como nunca has follado a nadie! ¡Sí!

Antonio ya estaba totalmente entregado. ¡Había que ver ese culo saltando y rodando como una pelota! Era como si estuviese implorando que se la metiera lo más hondo que fuera posible. Entonces empecé a hablar yo también:

–¡Trágatela toda, así! ¡Ahora ya eres mío! Esto era lo que querías de mí, y ahora lo tienes, y bien profundo. Quiero que sientas bien cada uno de mis veinte centímetros. Voy a usar ese culo hasta que ruegue basta. Te lo abriré de tal forma que mañana ni siquiera podrás caminar derecho porque vas a tener el culo inflamado de tanta polla como voy a darte, ni podrás sentarte. ¡Trágate toda mi polla, ya es toda tuya! ¡Así tómala toda por el culo como sólo un verdadero macho puede hacerlo!

Antonio tenía una calentura tal que estaba fuera de control. En ese momento me di cuenta de cuánto tiempo habíamos perdido. Estaba claro que él, realmente, necesitaba sentir mi cuerpo desnudo cabalgando sobre el suyo. Me pregunto cuánto lo habría deseado hasta entonces: cuando estaba en el colegio, o cuando vivía en Barcelona y jugaba al fútbol, cuando miraba a sus compañeros de equipo, todos desnudos en las duchas y en los vestuarios, o cuando bebíamos hasta caer rendidos con el pedo más violento.

–¡Dame más polla por el culo! ¡Dame! ¡Oh, Dios! ¡Sí, cómo me gusta! ¡Más duro, más! ¡Métela así, con fuerza! ¡Úsame como quieras porque te pertenezco! ¡Sí! ¡Hazme tuyo, quiero que me folles cuando tú lo desees! ¡Sí, así, fuerte, más, más! ¡Ah! ¡Oh! ¡Dios mío, es como si estuviera alucinando! ¿Qué me estás haciendo? Me estás volviendo loco.

Lo estaba partiendo en dos, eso es lo que estaba haciéndole. Saqué mi polla hasta que quedó toda fuera, la dejé apoyada contra los labios abiertos de su culo, tomé un respiro y volví a clavársela hasta los testículos, una vez, después otra, y otra, y más, muchas veces más. Cuando se la clavaba entera, Antonio se quedaba sin aire durante un segundo e, inmediatamente después, imploraba que le diera más.

–Esto es lo que tú querías, ¿no? Bueno, aquí lo tienes. Esta polla es toda para ti, la tienes toda dentro, te follaré hasta volverte loco. Tómala por ese agujerito desflorado que tienes ahora. Siéntela allí, justo en el centro de ese culo caliente. Tú tienes un agujero muy ardiente, Antonio. Es como un arco que está siempre preparado para recibir cuantos goles le quieran meter, un arco que necesita una polla tan grande como la mía, follándolo todo el tiempo, abriéndolo bien abierto. Tienes un culo perfecto para mis veinte centímetros, Antonio. Ahora eres mío, porque te he partido el culo en dos. Después de esta noche, cada vez que te tenga a solas haré contigo todo lo que yo quiera. Siempre supe que eso es lo que tú andabas necesitando. ¡Toma! ¡Toma más polla! ¡Trágatela toda, Antonio!

Ya no puedo recordar durante cuánto tiempo estuve follándolo. Estábamos tan calientes que no había nada más que nosotros dos en el mundo.

Antonio tiene uno de los culos más redondos y masculinos que he follado en mi vida, y también uno de los más estrechos y jugosos que conozco, y mi polla le llenaba cada centímetro de su interior; entraba y salía no sólo haciéndolo gozar a él, sino a mí también. Le hice girarse y le puse las piernas en el aire otra vez; yo me acosté atravesado y le enterré mi rabo desde cuanto ángulo me fue posible para que lo sintiera bien; terminé sentándome, con él casi de pie frente a mí, subiéndolo y bajándolo en el aire mientras su mano se enloquecía acariciando su propia polla. Todo lo que podía decir, era:

–¡Sí! ¡Por favor! ¡Más! ¡Más!

Finalmente mis pelotas estaban comprimidas de dolor, estaban a punto de estallar y, sin pensarlo demasiado, dejé que mi leche caliente saltará contra el condón, que explotara como no lo había hecho en muchos años.

En ese momento Antonio se volvió loco y empezó a gritar:

–¡Oh, sí! ¡Sí, dame toda esa leche blanca y pegajosa! ¡Me quema! ¡Nunca creí que me gustaría tanto sentir como me quemas con toda esa leche caliente! ¡Hostias! Paco, ¿qué es lo que estás haciéndome? Nunca sentí algo que me gustara tanto? ¡Ayyyy!

También su polla explotó, y lo hizo por toda la habitación, no exagero. Su leche salía con tanta fuerza que, desde la cama, saltó estrellándose sobre el escritorio que se apoyaba en la pared opuesta. Fue una verdadera fiesta de leche. Cuando estaba corriéndose se puso a llorar, casi con congoja, como si fuera el llanto de un chaval de dos años.

–¡Sí! ¡Sí! ¡Sí!

Me incliné sobre él y le besé. Su lengua húmeda entró en mi boca hurgando ansiosamente. Ninguno de los dos cerramos los ojos. Nuestras manos subían y bajaban enloquecidas acariciando las espaldas, las nalgas, los hombros, y los pechos. No tuvimos necesidad de decirnos nada, estaba todo dicho.

Poco después, Antonio fue quedándose dormido; no duró despierto ni cinco minutos.

Primero le saqué la polla que todavía estaba dentro de su culo. Luego tuve que limpiarle y meterlo en la cama como si fuera un niño dormido. Cuando le dejé bien acomodado me fui al baño a lavarme.

A la mañana siguiente, alrededor de las once, Antonio saltó de la cama.

–¡Coño! ¡Qué tarde es! Debo llamar a mi padre, tenía que estar trabajando a las ocho de la mañana –dijo bastante exaltado.

–No te preocupes, ya lo he llamado yo. Le dije que habías cogido un constipado y que anoche te llevé a casa desde el bar porque te sentías bastante mal. También le dije que sólo habías bebido Coca Cola toda la noche, que por eso me di cuenta de que no estabas bien. Creo que tu padre me ha creído todo lo que inventé –le dije riéndome–. Dijo que si mañana no estás bien aún, que también te tomes el día libre.

Antonio soltó una sonora carcajada también.

–Paco, tú eres un mentiroso de primera, ¿sabes?

Después puso una cara un tanto seria, y dijo algo que no me esperaba.

–Pero, dime, en realidad, ¿qué coño sucedió anoche? No recuerdo una mierda de lo que pasó.

Le serví una taza de café con leche. Ya había escuchado antes esas mismas palabras, no eran una novedad.

–Nada, hombre, nada. Vinimos a casa, tú bebiste más de la cuenta y te quedaste dormido en el sillón. No estabas en condiciones de moverte. Tuve que llevarte a la cama, quitarte la ropa, y acostarte. Debes cuidarte un poco en las comidas, pesas una tonelada, tío.

Bebió un sorbo de café con leche y sacudió la cabeza diciendo:

–¡Hostias! Debo cuidarme con la bebida también –en ese momento se le escapó un pedo–. ¡Coño! Parece que también me jode las tripas beber tanto, tengo los intestinos reventados esta mañana.

–Sí, debes tener cuidado de ahora en adelante. Puedes seguir bebiendo, pero tienes que aprender a controlarte –le dije levantando las cejas–. Quiero decir, si pierdes el control, nunca sabes lo que te puede llegar a suceder mientras estás borracho, no puedes abandonarte al alcohol así porque sí.

Realmente pensé que podía ser cierto que no recordara lo que había sucedido, aunque me resulta imposible pensar que aun estando borracho alguien no recordase haber tenido mis veinte centímetros desflorando su culo virgen. Esta duda anduvo rodando por mi cabeza hasta anoche, cuando Antonio vino a casa directamente sin que lo hubiera invitado. Parecía un poco tenso, como si quisiera decirme algo, pero yo decidí no forzar la situación. Vimos juntos el partido, bebimos unas cuantas cervezas, y después terminamos lo que había quedado de la botella de güiski. Nuevamente tuve que llevarlo en brazos hasta el cuarto como la vez anterior, y mientras estaba metiéndosela en ese culo velludo de arquero, él soltaba más tacos que la primera vez.

De pronto todas mis dudas se aclararon cuando le escuché decir:

–¡Sí! ¡Sí! ¡Fóllame más duro, macho! ¡Sí! ¡Métemela más profundo que la primera vez!

Y, desde entonces, nunca dejo de darle el gusto, cuantas veces me lo pide.

ANGELO, UN ROMANCE DE FRUTERÍA

Hace tres años, cuando yo acababa de cumplir veinte, Angelo DeMarco era el tío más guapo que había visto hasta entonces. En aquel tiempo justo había comenzado mis estudios en la complutense. Desde que llegué a Madrid vivía en un ático en la calle de Válgame Dios. Angelo era italiano y tenía una frutería en la calle Augusto Figueroa, justo a la vuelta de la esquina, casi al lado de mi casa. Era una de las fruterías más coloridas y vistosas que había en toda la ciudad; tenía muy buen gusto para colocar las frutas y las verduras. Dentro del local siempre se estaba mucho más fresco que en la calle y casi en penumbra. Angelo generalmente estaba de pie detrás del mostrador, pesando productos, embolsando y cobrando. Creo que durante ese tiempo comí más saludablemente que nunca; todos los días iba a comprar algo a la frutería, cualquier cosa, lo importante era verlo, estar cerca de él, aunque sólo fuera para mirarlo.

Todavía no logro explicarme por qué Angelo me provocaba tanto morbo. Creo que habrá sido porque, como gallego que soy, lo veía como un hombre completo, un supertío con el estilo tan masculino que tienen los machos mediterráneos. Él tenía veintiocho años entonces, y era tremendamente fornido. Tenía un pecho muy amplio, el culo grande, hombros anchos y redondeados y un par de brazos velludos que movían cajones como si fueran hojas de papel. No ha cambiado mucho en estos últimos años.

También pienso que me atraía la forma en que manejaba su negocio: por su cuenta; sólo tenía un empleado, José, que llevaba los pedidos a domicilio, un chico de unos dieciocho años que también estaba para comérselo, un poco delgado, de piel oscura, pero tan velludo como Angelo.

Muchas veces, cuando volvía a casa después de hacer las compras, me hacía unas pajas alucinantes imaginando que le chupaba la polla a Angelo. Por el bulto que se le formaba en la bragueta era evidente que él tenía un verdadero salami de Milán entre las piernas. Siempre trataba de llegar cuando ya estaban a punto de cerrar el local. Angelo usaba, por lo general, un delantal que le cubría media pierna. Pero como a la hora de cierre tenía que mover los cajones de la acera y bajar las cortinas metálicas, se lo quitaba. Los días que hacía mucho calor, también se quitaba la camisa. Ver aquel pecho amplio y peludo me volvía tan loco que apenas si recordaba qué era lo que había ido a comprar. Después, cuando llegaba a casa, me hacía una paja como un animal hambriento. Creo que, desde la primera vez que lo vi, lo que sentía por él era un sentimiento más profundo que simplemente ponerme cachondo.

Nunca dudé que él se daba cuenta de mis miradas, pero yo no podía controlarme, la calentura era más fuerte que la discreción. Siempre esperaba que alguna vez Angelo se animara a tirarme los tejos, pero nada.

Una noche, hacia finales de septiembre, regresé de clase un poco más tarde que de costumbre. Al llegar a mi piso me di cuenta de que Angelo ya estaría por cerrar. Tiré los libros y volví a bajar corriendo por las escaleras para llegar a la frutería antes de que fuera tarde.

Al llegar –un tanto agitado por la carrera– Angelo ya estaba empezando a bajar las cortinas metálicas, pero la puerta central todavía estaba abierta. ¡Ahh! ¡Estaba sin camisa! Para entrar tuve que pasar casi pegado a él, y pude oler su transpiración de macho.

No puedo olvidar la sensación que me causó ese aroma, me sentí mareado. Era un olor glorioso, olor de hombre verdadero. Me paré delante del mostrador mientras Angelo giraba el cartel de la puerta indicando que la frutería ya estaba cerrada. Después hizo algo que antes nunca había hecho: corrió las cortinas de la puerta central. Se acercó hasta mí pero, esta vez, en lugar de dirigirse al otro lado del mostrador, se quedó como a medio metro de donde yo estaba parado. Cruzó ese tremendo par de brazos velludos, musculosos y llenos de venas, sobre su pecho.

–¿Qué necesitas? –me preguntó con ese acento italiano que siempre me provoca tanto morbo.

No podía controlarme. Mis ojos estaban clavados directamente en su entrepierna, o yo estaba loco, o ese paquete había crecido durante los últimos segundos.

–Bueno..., este..., yo quisiera...

–Espera un momento –me dijo–, tengo un par de preguntas que hacerte. Primero, ¿por qué siempre vienes justo a la hora en que cierro el local?

Intenté mirarle a los ojos pero, no podía dejar de mirar hacia abajo, hacia esa entrepierna que seguía creciéndole, era magnética.

–Siempre llego a esta misma hora porque tengo una clase, no puedo llegar más temprano.

–Está bien –dijo sacudiendo la cabeza–. Ahora tengo otra pregunta más: ¿o yo estoy loco, o cada vez que vienes no me quitas los ojos del paquete?

La pregunta me dejó helado, se había dado cuenta. No sabía que responder.

Angelo sonrió lleno de morbo. Después, descruzó los brazos, bajó uno de ellos y empezó a acariciar su enorme paquete.

–¿Eres maricón o sólo te gusta mirar pollas? –me preguntó mientras su mano no dejaba de subir y bajar sobre su bragueta–. Seguro que te gustaría que te hiciera sentir mi verga en el culo. No me equivoco, ¿no?

Su bulto estaba inflado como una tienda de campaña. Lo miraba y no podía creer lo que veían mis ojos, ¡iba a acariciar la polla de mis sueños! Empecé a temblar y sentí la boca reseca.

–No, no te equivocas –respondí sin saber de dónde me salía la voz.

Angelo extendió sus brazos sobre el mostrador.

–Bueno, si eso es lo que quieres, toca, acaríciamela, maricón. Vamos, mete mano, hombre, no tengas miedo –dijo casi ordenándome mientras se recostaba sobre el borde del mostrador y su paquete se hacía más prominente aún. El pantalón, un tanto ajustado, le marcaba todavía más su gran polla de macho italiano. Di unos pasos hacia él y estiré la mano, dirigiéndola directamente a su entrepierna.

De pronto, Angelo cambió completamente de actitud, y yo no podía comprender por qué. Cogió mi brazo y lo detuvo en el aire.

–¡Vosotros, maricones! –su voz sonaba como una explosión– ¡Estáis en todas partes! ¡Estáis empezando a controlar al mundo! ¡Tendría que enterrarte mi puño en la boca y hacerte tragar esos dientes de chupapollas! –gritó mientras me sacudía. Después me empujó contra el mostrador como si fuese una bolsa de patatas.

Me quedé tieso de miedo, sin comprender lo que estaba sucediendo. Me tenía a su merced, atrapado entre la madera y sus manos, con los pies colgando en el aire. Angelo, el macho que tanto me calentaba, ahora me tenía en sus manos, pero yo me estaba cagando de miedo; era una escena muy diferente a todo lo que había soñado hasta entonces.

–Veamos que tienes debajo de esos pantalones –dijo casi como ladrando y, de un solo tirón en los pantalones, me dejó desnudo–. ¡Joder!, ¡esto casi se podría confundir con un culo de hombre! –dijo para humillarme.

¡PAF!

–¡Ayyyyy!

Una de sus manazas estalló sobre mis nalgas.

–¡Eh! ¿Qué sucede aquí?

Miré hacia el lugar de donde venía la voz, y allí estaba José, que volvía más temprano que de costumbre de hacer su reparto a domicilio.

–¡Oh! Eres tú, José. No te esperaba tan pronto, pero no importa, no sabes el gusto que me da que hayas llegado a tiempo –dijo Angelo sonriendo maliciosamente. En ese momento comprendí que él lo había visto acercarse antes de que llegara a entrar en el local.

–Cierra la puerta con llave y ven, tengo un nuevo tipo de fruta para que pruebes.

José no podía creer la escena que estaba viendo: yo, colgando del mostrador, con el culo al aire, los pantalones en los tobillos y mis pies balanceándose sobre el suelo, mientras Angelo me tenía cogido por el cuello de la camisa. Cuando reaccionó, tras la primera impresión, se acercó sonriendo.

–Bueno, bueno, ¿qué hay de nuevo, Angelo?

–¿Y a ti que te parece? Mira lo que hay de nuevo, un par de genuinos melones de maricón universitario.

¡PAF!

–Este chupapollas intentó meterme la mano en los huevos, ¿te imaginas?

¡PAF!

–¡Ayyy!

–¿Qué te parecen estos dos meloncitos?

¡PAF!

–¡Ayyyyyy!

–A ver, ¿de qué te quejas? –preguntó Angelo riéndose a carcajadas–. ¿Cómo te piensas que hago para examinar si los melones están maduros o no? Pues así, los golpeo.

¡PAF!

–Y después los pellizco.

Cogió un buen trozo de mis nalgas entre sus dedos y lo estrujó hacia todos lados, como si fuera un perro jugando con un zapato.

–¡Ayyyyy!

¡Cállate, chupapollas! –gritó–, ¿por qué te quejas, si nosotros sabemos que esto es lo que te gusta? A ver, José, fíjate tú que no sé si estos melones están buenos o no. ¿Qué les hacemos después de golpearlos y de pellizcarlos?

La cara de José se llenó con una gran sonrisa.

–Después sólo queda probarlos para ver como están por dentro.

Yo sabía de lo que estaban hablando, ese navajazo que se le clava a las sandías justo en el medio. ¿Qué coño estaría por hacerme Angelo? ¿Me arrancaría un trozo de las nalgas?

–Sí, sí, tienes razón. Pero a estos melones hay que probarlos de una forma muy especial –dijo mientras apretaba su pecho contra mi cuerpo, después bajó las manos y apartó mis nalgas que estaban rojas por los golpes que me había dado.

–¿Ves, allí, ese agujerito rosado? Si le metes algo allí dentro te puedes dar cuenta si éste es un melón bueno o no. ¡Ja! ¡Ja! ¿Tú también estás de acuerdo conmigo? –preguntaba mientras me daba golpecitos en el agujero con uno de sus dedos–. A ver, José, trae un pepino, uno que sea bien grande.

Cuando escuché lo que decía intenté soltarme de sus garras, pero comprendí que era un esfuerzo inútil, estaba atrapado, Angelo debía pesar una tonelada y, como me tenía colgando en el aire, no había forma de que lograra zafarme de la situación.

¡PAF!

–¡Basta ya de retorcerte como una víbora! –me ordenó Angelo con voz de trueno– Sí, ése es un buen pepino, tráelo aquí, José, ven, ahora pónselo allí, en la puerta del culo.

Me di cuenta de que José ya estaba detrás de mí. Angelo abrió mis nalgas con más fuerza que antes. Sentí que algo frío y grueso estaba empujando contra el agujero de mi culo.

–¡Ayyyyyyyy!

–Deja de quejarte, si esto es lo que a ti te gusta, esto es todo lo que vosotros queréis, ¡tener algo bien grande enterrado en el culo!

–¡Ohhhh!

Aquel pepino era mucho más grande que cualquiera de las pollas que habían pasado por mi culo hasta entonces y, para empeorar las cosas, me lo metió todo de golpe y sin ningún lubricante. Creí que iba a partirme en dos. José no paraba de enterrarme el pepino en mi culo casi adolescente, y Angelo insistía en que me lo metiera con más fuerza aún.

–¡Sí!, ¡sí!, así, clávaselo bien clavado, así es como le gusta, eso es lo que quiere este tío, ¡algo bien grueso, y bien largo! Bonito pepino para un buen culo. ¡Es todo lo que necesitas! ¿Sientes el culo como a ti te gusta, no?

–¡Ayyyyyy!

Finalmente José empezó a mover el pepino dentro de mi culo. Me ardía. No sé si lo había metido todo o no. En ese momento me daba igual. Sólo recuerdo que sentía que algo inmenso estaba rasgándome las tripas, y me abría el culo como nunca me lo habían abierto en mi vida.

–A ver, José, méteselo todo de nuevo, y juega un poco entrando y saliendo de ese culo.

José hizo lo que su jefe le había ordenado y, a pesar de la situación, juro que empecé a calentarme. Me dolía, sí, y mucho, pero José lo movía de tal forma que era como tener un consolador gigante dentro del culo y, aunque me sentía humillado por lo que me sucedía y tenía miedo porque no sabía qué iba a suceder después, mi polla comenzó a ponerse tiesa. Aun cuando lo que tenía enterrado era un pepino español en lugar de un salami italiano, finalmente había conseguido que Angelo le prestara atención a mi culo.

–¿Ves? ¿Ves lo que te decía? ¡Le gusta! Le encanta tener algo dentro del culo, aunque sea un pepino –Angelo no paraba de reírse–. Mira, fíjate cómo mueve el culo. Dime, José, ¿está empalmado?

–Sí.

–¡Lo sabía!

¡PAF!

–Son todos iguales.

José seguía empujando mi culo con el pepino, cada vez con más fuerza. Yo sólo podía lanzar breves gemidos, y algunos suspiros. Mi culo ya se había relajado pero, como Angelo seguía cogiéndome por el cuello, no tenía forma de escapar. O sea que, por lo menos, iba a disfrutar con la situación.

–Dime, José –preguntó Angelo justo cuando yo empezaba a gozar con el pepino– ¿Tú te has follado alguna vez a un maricón?

Sentí que el pepino se había detenido en mitad de ese polvo vegetariano.

–¿Qué?

–Pues, eso, hombre. ¿Si alguna vez le has metido la polla en el culo a uno de estos maricones?

–Bueno... esto..., pues..., sí..., seguro. Todo el mundo lo hace –respondió José cambiando su tono de duda inicial por un tono de hombre experto.

Espié por el rabillo del ojo, y vi que Angelo estaba mirando fijamente a José.

–¡Hostias! ¿Qué coño te pasa entonces? ¿Tienes miedo de follártelo o que? –Angelo me soltó por un momento, y cogió una caja medio llena de zanahorias, la volcó, y la vacío en el suelo, después la puso detrás de mí para que José se subiera y quedara al mismo nivel que mi culo.

–¡José, José! Tú no eres el maricón, es él. No me dirás que tienes miedo de follártelo, ¿no?

José, un tanto nervioso, sacó el pepino del interior de mi culo de un solo tirón.

–No –respondió José.

Después me cogió por los hombros, y me gritó:

–¡Y tú, deja ya de chillar! –luego volvió a mirar a Angelo–. Ahora verás como me lo follo, tío. Ahora verás.

Oí como bajaba la cremallera de sus pantalones y supe que en ese momento empezaba la verdadera acción. El muchacho estaba enojado, buena señal. Le dio un puntapié a la caja para colocarla. De pronto sentí algo grande como el pepino apoyado en el agujero de mi culo, excepto que, esta vez, la punta estaba caliente.

–¿Tú quieres ver cómo me lo follo? Pues, mira, entonces, ahora verás como folla tu empleado – le gritó José a Angelo mientras se ponía un condón en la polla. Y en menos de un segundo me la enterró entera partiéndome el culo en dos.

–¡AHHHHHHH!

Sentí que me quedaba sin oxígeno. ¡Jolines! Aun cuando ya me había abierto bien el culo con ese pepino, no lo tenía preparado para aguantar esos dieciocho centímetros de polla todos juntos. Pero cuando José empezó a moverlo un poco, todo el dolor desapareció, y yo me abandoné al placer. ¿Qué otra cosa podía hacer cuando Angelo todavía me seguía teniendo cogido por el cuello? ¡Qué demonios! ¿Qué estaría sintiendo el pobre José teniendo que demostrarle a su jefe que sí, que él era capaz de follarse a un maricón enfrente de él? La situación estaba tan cargada de morbo que no podía menos que calentarme.

–¡Sí! ¡Eso es, José! ¡Así! ¡Rómpele el culo! ¡Métesela toda, hasta los huevos! ¡Rómpele bien roto ese culo blanquito! ¡Párteselo en dos! ¡Entiérrasela más profundamente! ¡Así, dale bien duro, José! ¡Duro con él, no le tengas compasión porque eso es lo que él quiere!

El pollón de José calzaba perfectamente en mi culo. Empujaba y me revolvía las tripas sin ninguna contemplación, y el vello de su entrepierna me raspaba la piel como si estuviera puliéndome las nalgas. Pero había algo que no dejaba de parecerme cómico. Para ser un tío que parecía odiar a los maricas, Angelo parecía estar gozando como un loco viendo que el palo de su empleadito de diecisiete años estaba clavado en el agujero del culo de su cliente de veinte.

Fue un polvo violento y rápido, cargado de agresión. Pero, ¿qué otra cosa podía esperar en una frutería? ¿Flores, música romántica y velas?

Sentí que los cojones de José descargaban todo su semen dentro de mi culo; un chorro de leche caliente y cremosa que casi hace que me corra al mismo tiempo que lo hacía él.

José sacó su polla igual que cuando sacó el pepino, sin la más mínima preocupación por mi culo.

–Bueno, lo follas tú ahora. ¿O es que no vas a animarte? –preguntó José desafiándolo.

Miré a Angelo por un momento, y ese ejemplar único de macho italiano, de casi treinta años, también me miró a mí. Por primera vez parecía que estaba algo nervioso.

–Claro... Sí... Seguro que voy a follármelo también.

Angelo me soltó. Yo ya estaba convencido de que él no me haría todo lo que me había hecho José.

Pude oír como José se subía los pantalones al mismo tiempo que Angelo se bajaba los suyos. ¡Dios! Cuando sentí su polla tiesa y caliente acariciando el agujero de mi culo creí que estaba alucinando.

José ya ni se molestaba en cogerme por el cuello para que no pudiera escapar. Estaba allí, parado enfrente de mí como estaba Angelo cuando todo comenzó, con los brazos cruzados sobre el pecho, recostado y empujando su entrepierna hacia afuera.

Sentí que la polla de Angelo empezaba a presionar en mi agujero. ¡Joder! ¡Tenía un verdadero salami italiano! Era mucho mejor que todo lo que había imaginado hasta ese momento. Me metió la punta y quise lanzar un grito que quedó ahogado en mi garganta.

–¿Qué esperas? Fóllalo, tío, fóllalo; ahora soy yo quien quiere ver el espectáculo.

Angelo se puso un condón y empezó a follarme. Daba empujones cortos, duros, que me enloquecían, no tanto porque él fuera un experto en el arte de meterla, sino por la simple idea de que por fin podía sentirlo dentro de mí: Angelo, el macho a quien durante años le había admirado el paquete desde lejos, el macho cuyo olor a transpiración me calentaba como a un loco, finalmente, ¡estaba metiéndome su enorme polla en el culo!

–¡Ahhhhh! ¡Ohhhh!

Más o menos dos minutos después, Angelo empezó a clavarme más y más fuerte, pero noté que había algo que no funcionaba bien. A mí me han follado demasiadas veces como para que no me diese cuenta de que Angelo sólo estaba fingiendo correrse. Hizo todos los movimientos de costumbre, pero no sentí su golpe de leche caliente explotando en mis tripas. José no perdía un sólo detalle de lo que estaba sucediendo.

Angelo sacó su polla de mi culo sin la más mínima piedad y se quitó el condón inmediatamente, lanzándolo sobre unas cajas de basura.

–Bueno, ¡ahora tienes lo que querías!

¡PAF!

Su mano de gigante se estrelló una vez más contra mi culo.

–Y, ahora, maricón, vete de mi frutería para siempre –gritó Angelo empujándome hacia la puerta. Apenas conseguí subirme los pantalones–. ¡Nunca más quiero volver a verte el culo en mi negocio! ¡No lo olvides!

Después de aquella noche nunca volví a la frutería. Empecé a pedir el servicio de reparto a domicilio. ¿Para qué tenía a José? Había que hacerlo trabajar.

La primera vez que vino a entregarme el pedido hablamos unos minutos. Me di cuenta de que José tenía ganas de follarme nuevamente. Entonces, sin decir nada, me arrodillé enfrente de él, le abrí la bragueta, cogí su polla, y le di una mamada de primera clase. Ese chaval tenía una polla fantástica, y alucinaba cuando le hacían el servicio necesario para satisfacer semejante rabo hambriento.

A partir de esa tarde tuvimos un código especial para comunicarnos. Como era él quien generalmente contestaba el teléfono, yo llamaba y le pedía que me trajera un buen pepino de dieciocho centímetros y, cuando él terminaba de hacer el reparto, pasaba por casa y me follaba. Bromeábamos usando el viejo chiste: el repartidor viene por la puerta principal y entrega el pedido por la puerta de servicio.

Pero una noche que llamé fue Angelo el que contestó el teléfono. En un primer momento quise colgar. Pero después lo pensé mejor, ¿qué problema había? Era un cliente como cualquier otro, pagaba por todo lo que compraba, ¿no? A fin de cuentas, él sólo me había echado del local. Y, en realidad, lo que yo quería no eran sus frutas, ni sus verduras, sólo quería que José viniera a joderme un rato. Le dije que necesitaba que me enviaran dos kilos de manzanas, dos de naranjas para zumo, tres pimientos rojos y dos pepinos grandes, y que lo trajeran todo después de las seis de la tarde.

Alrededor de las siete sonó el timbre. Contesté ansioso pensando en los dieciocho centímetros de la polla de José. Pero, en lugar de José, quien traía el pedido era el mismísimo ¡Angelo!

Recordé toda la escena de la frutería, y la forma en que me había echado la última vez que lo vi, y sentí algo de miedo.

–Vengo a traer lo que has pedido –dijo con una voz muy seria.

–Está bien, sube –respondí algo nervioso.

Pensé que ese error iba a arruinar mis encuentros con José. Si Angelo sabía que yo seguía comprando en su negocio, probablemente le ordenaría a José que no aceptara más mis pedidos.

Cuando abrí la puerta él entró y la cerró tras de sí. Extendí la mano con el dinero que le debía y él dejó el paquete sobre la mesa. En ningún momento dejamos de mirarnos a los ojos, casi como si estuviésemos midiendo fuerzas.

–Mira –dijo finalmente–, estuve hablando con José.

–¿Y?

–Bueno –sonrió casi con timidez–, José dice que tú la chupas mejor que nadie.

Esa vez me tocó a mi cruzar los brazos sobre el pecho.

–Sí, eso dicen todos mis amantes.

Era como un concurso para ver cuál de los dos mantenía durante más tiempo la mirada fija sin parpadear. Pero esta vez él parpadeó primero.

–Bueno –dijo Angelo un poco nervioso–, quisiera pedirte disculpas por lo que sucedió la última vez que estuviste en la frutería. Me comporté como un verdadero animal contigo, especialmente desde que regresó José. Creo que me avergoncé de que él se diera cuenta de que yo estaba tan cachondo contigo. Hacía tiempo que me gustabas, mucho. Después de echarte me sentí como un gilipollas; yo preparé la cama y José la disfrutó. Todo lo que hice aquella noche fue sólo para disimular. Es que cada vez que venías a comprar me ponías nervioso, nunca dejabas de mirarme el paquete.

Angelo agachó la cabeza avergonzado. Yo me reí.

–En ese caso, quien debe disculparme eres tú. No era mi intención molestarte, pero me provocas un morbo tremendo, nunca he podido controlarlo. No creo que ningún maricón, frente a un tío como tú, pueda controlarse.

Esta vez, Angelo se sonrojó, aunque yo sabía que a él le había gustado lo que acababa de escuchar.

–Oye –dijo con una voz muy suave–, si tú quieres, a mí me gustaría follarte otra vez. Pero esta vez quisiera hacerlo como es debido. Te romperé el culo tan bien roto que si después llegaras a necesitar otra vez a José para que te folle, sentirás la necesidad de contárselo.

Angelo me cogió por la espalda y acercó sus labios a los míos y, por primera vez, me besó.

Descrucé los brazos, bajé una de mis manos, y empecé a acariciarle la entrepierna que ya empezaba a crecerle, y con la otra lo abracé yo también a él.

–Ven, Angelo, vamos al dormitorio. Creo que a partir de hoy vamos a pasar muchos buenos ratos juntos.

Me detuve un momento, lo miré, venía caminando detrás de mí, no pude resistir la tentación.

–¿No quieres traer uno de los pepinos que venían con el pedido? –le dije sonriendo mientras él me cogía por la cintura y con su lengua empezaba a hacer dibujos sobre mi cuello.

Un Morito que Valía por Dos

Hará más o menos unos diez años desde que eliminaron los famosos servicios "temporales" que había en cierto lugar un tanto aislado del campo de la complutense. Los habían instalado allí, temporalmente, unos veinte años atrás y, durante todo ese tiempo sirvieron sobre todo como una "estación de alivio" para muchos hombres de todo tipo, color, edad y clase social que, sin duda, fueron testigos de las más audaces orgías que se puedan recordar en Madrid.

Yo empecé a frecuentarlos, más o menos, a inicios de los ochenta, cuando ya el lugar tenía una larga historia de grandes folladas, chupadas y demás variantes del placer anónimo. Aquel servicio suscitó la atención de muchos tíos de toda estirpe: gays, travestís, transexuales, atletas, estudiantes, ejecutivos, ancianos, nobles, vagabundos, todos buscando vivir las fantasías que puede ofrecer cualquier campo universitario lleno de alumnos jovencitos.

Recuerdo una tarde en que estaba sentado en el trono, acariciándome la polla, esperando que entrara algo que valiese la pena, cuando, de pronto, oí un ruido en el cuarto de al lado. Espié por un agujero que había en la pared divisoria, y vi que un morito, de unos de dieciocho o diecinueve años, estaba de pie frente al inodoro jugando con su polla; una hermosa verga oscura, con venas gruesas y una cabeza rosada que parecía de seda. Mientras se la acariciaba con una mano, con la otra parecía estar haciéndose cosquillas en ese espacio maravilloso que hay entre los testículos y el nacimiento de las nalgas. Sin lugar a dudas aquel morito me provocaba un tremendo morbo.

Me acomodé un poco en mi trono para que desde el otro lado el morito pudiese ver bien mi polla que se puso tiesa en menos de un segundo. Él hizo lo mismo, pero mostrándome su culito achocolatado; una situación bastante fuera de lo común, al menos para mí. La mayoría de los moros que iban por allí buscaban generalmente a alguien que les chupara la polla. A mí nunca me costó mucho trabajo decidirme a darles el gusto. Nunca vi un moro que no tuviera una buena polla. Muchos dicen que es sólo una leyenda, pero yo estoy convencido de que Alá les dio una de las mejores carnes en esa zona. También, y esto es indiscutible, les encanta que se la chupen bien chupada, y ellos son capaces de romper las campanillas de las bocas más expertas cuando la entierran hasta la garganta, y eso es lo que más me gusta cuando chupo una buena polla, que me la claven bien clavada. A veces pienso que ellos gozan un placer extra cuando están follando una cara europea.

Pero aquella vez fue diferente. Casi inmediatamente después de que los dos aclaráramos lo que estábamos buscando, vi, entre la penumbra de ese lugar mal iluminado, un par de labios muy sensuales rodeando una boca húmeda, que me decían casi como en un susurro: "Dámela, tío. Quiero chuparte la polla".

No había ningún problema, siempre fui ciego para el sexo, no me importa una posición, ni la otra, todo me da igual, lo importante es hacerlo con un hombre. Desde el primer momento, el morito me calentaba para cualquier cosa, y me calentaba mucho la idea de que ese chico jugara con mi polla todo lo que quisiera.

¡Hostias! El morito sí que sabía como se trataba una polla respetable como la mía: me la lamió, después la mordisqueó, se la tragó hasta la garganta, la chupaba como pocos saben hacerlo, ¡era un experto! Me puso tan cachondo que creí que iba a correrme antes del primer minuto.

De pronto, escuchamos pasos entrando en el servicio, y los dos saltamos como resortes a sentarnos en nuestros tronos. Luego oímos que alguien estaba meando, pero, afortunadamente, se marchó enseguida. Inmediatamente volví a meter mi polla por el agujero para que el chico siguiera chupándomela.

–Oye –dijo el morito en voz muy baja mientras me acariciaba la polla–, ¿quieres que vayamos a mi casa? Vivo muy cerca de aquí, y realmente me encantaría que me dieras por el culo.

Por lo general, nunca voy a la casa de un tío que ligo en un servicio. Pero esa vez era diferente; este chico me había vuelto loco en menos de sesenta segundos, y tenía ganas de follármelo bien, muy despacio, gozando su cuerpo de piel oscura cada momento que estuviera con él.

–Ponte de pie y déjame mirarte bien el culo –le dije.

Él se puso de pie y apoyó las manos sobre la pared opuesta. Primero vi su culo redondito, y mullido; tenía un fantástico par de medias lunas, suaves, llenas de curvas sinuosas. Después bajó las manos y se abrió las nalgas para mostrarme el agujero rosado, rodeado de vello que apenas se notaba, se metió un dedo dentro del culo y, con una voz de orgasmo, dijo:

–¡Oh, tío! Aquí dentro de este agujero es donde necesito sentir tu polla más que en mi boca. Decídete a venir conmigo, te prometo que lo pasarás muy bien.

No tuvo que decir nada más, ya me había convencido, estaba listo para salir sin perder un minuto más. Me abotoné los pantalones, él se arregló la ropa y salimos. El chico vivía realmente a unas pocas calles del campo de la universidad. En el camino me dijo que su nombre era Raúl y que estaba estudiando ciencias económicas. Sus padres eran profesores en un instituto de Almería y tenía un solo hermano que vivía con él, pero que en ese momento estaba en clase. Sentí que prácticamente estaba contándome la historia de su vida. El morito hablaba demasiado, era como si estuviera excitado y nervioso al mismo tiempo, parecía estar tan caliente que tenía que hacer algo para no terminar echándose sobre mí en el medio de la calle.

Nada más cerrar la puerta, sentí sus manos corriendo sobre todo mi cuerpo. No tardó demasiado en agacharse y clavar su cara en mi entrepierna. Inmediatamente empezó a chuparme la polla por encima de los pantalones.

–¡Oh, macho!, tengo que tragarme ese rabo ya mismo. Dámelo. Ven, quítate los pantalones. Siéntate en este sofá. Déjame chupártela otra vez, te la dejaré bien chupada, verás que sé hacerlo muy bien, mejor que en el servicio.

Después de sentarme, Raúl me abrió la bragueta, me quitó los zapatos, los calcetines y luego los pantalones. Se arrodilló enfrente de mí y no perdió un segundo en tragarse mi polla que estaba tan tiesa que ya empezaba a dolerme. Luego comenzó a chuparme los cojones, primero se metió uno en la boca, un poco después se tragó el otro. Me chupó alrededor de la polla, en el vello, las ingles, las piernas y, finalmente, su lengua llegó hasta mi culo. Yo cerré los ojos y dejé que el morito hiciera lo que quisiera, estaba enloqueciéndome con esos labios carnosos, esa lengua ansiosa, y esa garganta que pedía más y más de mi polla.

–¿Qué coño está sucediendo aquí?

–¿Qué?

Mis ojos se abrieron de golpe. Allí estaba Raúl, junto a la puerta de entrada, al otro lado del salón, mirándome con una cara casi furiosa. Pero, al mirar hacia abajo quedé totalmente confundido: Raúl también estaba allí, arrodillado enfrente de mí, con su cara clavada entre mis piernas, y su lengua que seguía jugando con mi verga tiesa. ¡Era imposible que estuviera en los dos sitios al mismo tiempo!

–¡Eres un maricón de mierda! –gritó el Raúl que estaba junto a la puerta al que me chupaba la polla– ¿Es que nunca puedes asegurarte de que yo no esté en casa cuando te traes a tus tíos a follar aquí?

El morito alzó un poco la cabeza de entre mis piernas, pero no se levantó, continuó arrodillado y casi sin darle demasiada importancia.

–¡Está bien!, ¡está bien!, discúlpame, creí que estarías en clase a esta hora.

Entonces alzó los ojos y me miró durante un momento lleno de picardía

–Éste es Juan, mi hermano mellizo –dijo a modo de presentación informal.

¡Finalmente! Eso lo explicaba todo. Pensé que ese sería un buen momento para emprender mi retirada. Pero, justo en ese instante, cuando yo empezaba a incorporarme, Raúl cogió mis pantalones y los tiró hacia el otro lado del salón. Y se quedó allí, de rodillas enfrente de mí, sin la menor intención de moverse de mi entrepierna.

Juan suspiró casi resignado.

–Eres un maricón chupapollas del demonio –dijo con un tono muy bajo. Después caminó hacia nosotros y, por un momento, pensé que venía a golpearme a mí o a su hermano, o quizá a los dos a la vez. Pero no, se detuvo enfrente de nosotros, y se quedó allí, de pie, con los brazos cruzados.

–Está bien, tú sigue con lo tuyo. Si tienes tantas ganas de chupársela a este tío, continúa chupándosela, no hay problema. Al menos por una vez podré verte en acción. Dime, ¿ya sabes si te follará también? ¿Le pedirás que te clave en el culo esa polla tan grande y sin circuncidar que tiene entre sus piernas? Yo no quiero perderme nada de eso. Quiero verlo todo, todo –dijo mientras le daba un suave puntapié en el culo a Raúl–. Bueno, ya me has oído, ¡adelante, ahora!

Como es de imaginarse, con la confusión creada por esta escena tan fraternal, mi polla ya estaba casi totalmente blanda. Pero al morito no le costó demasiado tiempo ni esfuerzo ponérmela tiesa nuevamente.

Juan se quedó allí, enfrente de nosotros, como a medio metro de donde estábamos sentados y, debo admitirlo, el juego había empezado a gustarme –un morito de puta madre, como éste, atendiendo a mi polla, mientras su hermano, tan guapo como él, nos miraba. Sentí que la boca de Raúl hacía su labor mejor que antes; golpeaba la cabeza de mi polla con la lengua, se la tragaba hasta que podía sentirla bajando por su garganta, hasta que yo ya no podía ver ni la raíz. La boca de Raúl era como de satén, y jugaba con mi polla preparándola para sacarle la mayor cantidad de jugo que mis cojones pudieran producir. Me sentía preparado para correrme en cualquier momento.

–Creo que ya tienes a tu amigo a punto de correrse, maricón – murmuró de pronto Juan.

Raúl apartó los labios de mi polla casi inmediatamente.

–¡Quítate las bragas y date la vuelta para que él te folle como los perros! ¡Sí, sí, así! ¡Quiero ver como este tío te folla bien ese culito moro!

Miré hacia abajo y allí estaba Raúl, con el pecho en el suelo y el culo al aire. Se escupió una mano y comenzó a lubricarse el agujero, metiéndose los dedos.

–¡Oh, sí, tío! –dijo con una voz ronca que me enloquecía–. ¡Fóllame!

Escuché que Juan me alentaba diciendo:

–¡Vamos, macho! ¡Dale por el culo al maricón de mi hermano, dale lo que te está pidiendo, entiérrale toda tu polla muy hondo en el agujero!

No tuvo que pedírmelo dos veces. Me arrodillé detrás de Raúl y le levanté el culo para colocarlo a la distancia justa. ¡Qué agujero tenía el morito! Y sólo estaba lubricado con la saliva que se había puesto, debía estar bien cerrado, casi como un culo virgen. Con sus manos se abrió las nalgas para que mi polla entrara más fácilmente. Mientras tanto, yo aproveché para ponerme un condón, creo que nunca he follado sin condón, en toda mi vida.

Yo no podía dejar de mirar ese anillo oscuro rodeando sus tripas rosaditas. Empujé la cabeza de mi polla hasta atravesarle el esfínter. Después le di un minuto de respiro y, cuando vi que ya estaba relajado, terminé de enterrársela toda, hasta los cojones.

–¡Ahhhh!, ¡Sííííí, tío! –suspiraba Raúl– ¡Sí, sí, sí! ¡Toda, macho, entiérrame toda tu polla! ¡Dame más! ¡Así!

–¡Eso! ¡Métesela bien! –decía Juan con la voz totalmente ronca–. Así es como le gusta que se la claven. Que le den por el culo con una buena polla , eso es lo que más le gusta al maricón de mi hermano. ¡Fóllalo, tío! ¡Fóllalo para que yo pueda verlo!

Era increíble el placer que me daba ese culo moro moviéndose sin descansar alrededor de mi rabo. En un momento dado miré a Juan que estaba de pie junto a nosotros. Tenía los ojos clavados en mi polla, fascinado, mirándola entrar y salir del culo de su hermano. Pero sus manos estaban ocupadas con otra cosa. Se había abierto los pantalones y tenía su hermosa verga bien aferrada entre las manos. La suya era parecida a la de Raúl, quizá fuera un poco más grande, no mucho. Mientras se hacía una enorme paja, decía:

–¡Sí, ¡Sí! ¡Fóllalo! ¡Dale por el culo a ese maricón! ¡Folla ese culito moro con tu carne cristiana! ¡Sí! ¡Ábreselo bien! ¡Rómpele el culo! ¡Déjaselo partido en dos!

Yo seguía entrando y saliendo del culo de Raúl sin darle un respiro, revolviéndole bien las tripas. Él se pajeaba frenético, lanzando un suspiro constante. Sus nalgas se balanceaban hacia abajo, hacia arriba, de un lado a otro, y su agujero palpitaba con fuerza envolviendo mi polla caliente. Creo que nunca he visto a alguien tan caliente como Raúl, era como si ese polvo fuese para él un sueño hecho realidad: follado por un cristiano mientras su hermano mellizo se pajeaba enfrente de nosotros.

De pronto sentí que algo duro estaba golpeándome la cabeza. Me giré y, justo a la altura de mis ojos, tenía la polla de Juan; tan grande, oscura y marcada de venas como la de Raúl. Juan se había colocado enfrente de nosotros; estaba con las piernas abiertas, y su polla bailaba ante nuestras caras.

–¡Chúpamela, tío! –me dijo con voz aterciopelada–. Quiero sentir esos labios cristianos alrededor de mi polla mora, quiero sentirlos chupando y chupando, hasta que hagas que me corra con un río de leche.

¿Qué podía hacer yo ante tal petición? ¿Qué quería hacer yo con toda esa polla apuntándome delante de mi boca? Simple, lo que cualquier hombre que es realmente un hombre debe hacer en esos casos: abrí la boca todo lo que pude, y dejé que Juan me la enterrara hasta la garganta, hasta que pude olerle el vello que me hacía cosquillas en la nariz. Por un lado bombeaba el culo de Raúl que era insaciable, por otro se la chupaba a Juan que no se quedaba atrás, ¡y hacía las dos cosas a un mismo tiempo y con la misma imagen!

–¡Oh! ¡Ah! ¡Sí! ¡Así! ¡Chúpamela bien! ¡Chúpamela mientras follas el culo caliente de mi hermano y sácale todo el jugo a mi rabo que arde!

No podía creer lo que estaba viviendo: un guapísimo morito, casi adolescente, que no terminaba de saciarse con mi polla, y el otro clavándomela hasta la garganta. Era una situación alucinante, nunca había soñado que pudiera vivir algo semejante; aunque aún no sabía que lo mejor estaba por llegar.

De repente, Juan sacó su polla de mi boca. Pensé que iba a pajearse o que haría algo por el estilo. Pero no, se tiró al suelo y, no sé cómo lo hizo, pero metió su cabeza debajo de nuestros cuerpos. Sentí que su lengua empezaba a acariciar la raíz de mi polla. Mientras yo seguía follando a Raúl, ¡Juan estaba chupándomela! Después se movió un poco y, con los labios, comenzó a mordisquearme los testículos.

–¡Oh, macho!, ¡me encanta saborear el gusto del culo blanquito de un cristiano! –dijo casi inmediatamente.

Pensé que iba a enloquecer de tanto placer que me estaban dando los moritos. La boca de Juan se clavó en mi agujero, chupaba como si fuese un vampiro, y su lengua comenzó a penetrarme, era una víbora furiosa.

Nunca antes me habían chupado el culo mientras estaba follando, eso me puso tan cachondo que empecé a empujar mi polla dentro del agujero de Raúl con el doble de fuerza que lo había hecho hasta ese momento.

–¡Sí! ¡Oh, sí! ¡Rómpeme el culo! ¡Rómpemelo bien roto! ¡Déjamelo partido en dos! –pedía Raúl– ¡Así, Juan!,

¡humedécele bien el agujero!, ¡humedécelo como tú sabes, y déjaselo bien caliente!

Podía sentir a Juan chupándome el culo como un animal, succionando mis tripas y clavándome la lengua lo más profundamente que podía penetrar. Luego apartó sus labios y se escupió la mano. Sentí que la saliva iba mezclándose con la transpiración de mi culo.

–Creo que ya estás preparado para esto, tío. Ahora te tragarás por el culo esta polla mora –dijo Juan mientras se ponía un condón.

–¡Ahhhhhh!

Sentí que la cabeza de esa polla inmensa caía con toda su fuerza sobre las puertas de mi culo. Después empezó a empujar sobre el esfínter. Mi culo fue relajándose muy pronto cuando empezó a sentir que la cabeza de la polla de Juan estaba revolviéndolo.

–¡Oh, sí! ¡Fóllalo! –gritó Raúl. Y los dos miramos a Juan al mismo tiempo. En un instante toda su polla quedó enterrada en mi culo.

Era como estar viviendo un sueño imposible, como si estuviera follando al mismo hombre que me follaba a mí, ¡y todo al mismo tiempo! La polla de Juan entraba y salía de mi culo con la velocidad de un rayo, y yo se la enterraba a Raúl lo más hondo que podía, tanto que pensé que iba a terminar sacándosela por la boca.

Juan estaba totalmente extasiado, perdido, en otro planeta, clavando su polla entera entre mis piernas como si fuera la última vez que podría follar.

No sé cuánto tiempo pasamos en esa posición. La polla y el culo me ardían, pero me daba igual. Yo sólo quería seguir follando a Raúl y que Juan no dejara de follarme.

Finalmente, Juan parecía estar entrando en la recta final. Ya reempujaba sin importarle nada de nada, trataba a mi culo sin la más puta piedad.

–Ya viene, tío. Ya viene toda mi leche hirviendo para quemarte las tripas. Ahora voy a llenarte el culo, y tú le harás lo mismo al culito de mi hermano. ¡Ya! ¡Sí! ¡Sí! ¡Sííííííí! –decía Juan casi aullando.

Su polla explotó dentro de mis tripas, inundando de semen el condón que raspaba mi recto justo, cuando yo estaba a punto de correrme dentro del culo de su hermano.

–¡Ohhhhhhh! ¡Diosssssss!, ¡esto sí que es follar de verdad! ¡Ahhhh!

–¡Sí, tío! ¡Dame hasta la última gota de tu leche! ¡Sí! ¡Así! ¡Ahhhh! ¡Más! ¡Quiero más! ¡Más! ¡Más! ¡Por favor! ¡Sí, así, dame más leche! ¡Dame toda la leche que tengas guardada en tus cojones! –gritaba Raúl corriéndose exactamente al mismo tiempo que lo hacíamos su hermano y yo. Parecía como si lo hubiésemos sincronizado.

Después de corrernos, los tres nos relajamos descansando uno sobre el otro. Creo que no nos movimos durante unos diez minutos. Nos quedamos en esa posición, quietos, casi inmóviles, los tres abrazándonos.

Después nos sentamos y Raúl trajo unas copas.

–Lamento que te hiciéramos poner de tan mal humor cuando llegaste –le dije a Juan a modo de disculpa. Inmediatamente me reí, en realidad la disculpa sobraba, y agregué:

–Pero creo que al final terminaste calmándote bastante.

Los mellizos se miraron y empezaron a reírse juntos. No entendía muy bien lo que estaba sucediendo.

–Mira, tío –dijo Juan–. A mí me importa un coño si tú te follas a mi hermano o no. Desde que teníamos once años vengo follándolo cuantas veces puedo.

–¿Cómo?

Raúl sonrió con algo de timidez, y Juan continuó hablando:

–Te contaré: yo soy ocho minutos mayor que Raúl, y siempre me comporté como el hermano mayor. Cuando teníamos once años, un día le propuse a mi hermano que hiciésemos un concurso para ver cuál de los dos tenía la polla más grande, por supuesto, el que ganara follaría al perdedor. Yo ya sabía que la mía era más larga que la suya.

–Apenas un centímetro más larga.

–Está bien, no mucho, pero lo suficiente como para hacerte poner a cuatro patas y romperte el culo como a ti te gusta. Ese día también descubrimos que a Raúl le gustaba tomarla por el culo. Y desde entonces follamos cuantas veces podemos hacerlo.

Sonreí sacudiendo la cabeza.

–Y, entonces, ¿para qué me necesitaban a mí?

Juan rió.

–¡Coño! Si yo tengo que follármelo a este todas las veces que él quiere, ¡me quedo sin leche y sin polla! ¡Es un vicioso insaciable! Lo follo cuando tengo ganas, y no tengo otro agujero donde meterla, el resto del tiempo él se va a buscar cristianos de carne blanca, como tú. Raúl siempre dice que conmigo ya tiene suficiente carne mora. Y, por algún motivo que aún no he descubierto, últimamente a mí también me apetecen bastante los culos blancos. Entonces Raúl sale a buscarse un tío como tú para que lo folle, después yo llego de improviso, y hacemos la misma escena que hemos hecho hoy frente a ti.

–¡Dios mío!, ¡vosotros sois de lo más ingenioso y perverso que he visto en mi vida! –dije sin poder contener la risa.

Todo sonaba medio absurdo pero, a esas alturas de la velada, realmente no me importaba; Raúl y Juan acababan de hacerme vivir la mejor sesión de sexo que había tenido en toda mi vida.

–Bueno, creo que ya es hora de que me marche.

–¿Por qué vas a marcharte tan pronto?, ¿estás incómodo con nosotros? o ¿es que tienes otra cosa mejor que hacer? –preguntó Raúl–. No te vayas todavía. Quédate un rato más, por favor –insistió mientras se sentaba al lado de Juan. Después se inclinó y empezó a jugar con las bolas de su hermano.

–Quédate y verás lo bien que se la chupo a mi hermano. Juan dice que nadie se la mama como yo. Además, si te quedas un rato más, tal vez le ahorres el trabajo de tener que follarme de nuevo...

Raúl se agachó y la polla de su hermano desapareció dentro de su boca.

Juan suspiró.

–Te lo dije, tío, para este morito nunca hay límites, no hay polla que sea suficiente para sus dos agujeros, siempre quiere más.

Después, Raúl bajó del sillón, se arrodilló frente a su hermano, se puso a cuatro patas y, con las dos manos, se abrió las nalgas mostrando su agujerito rosado dentro de un anillo oscuro.

Me llevó menos de tres segundos cruzar el salón y clavarle la lengua en el culo.

Las Noches de Ceuta

Los jóvenes de hoy no creerán lo que cuento, pero, en los años cincuenta, si uno era gay, uno de los mejores lugares para pasarlo muy bien era la mili.

Por supuesto, había que andar con mucho cuidado, pero ésa era la regla entonces, no sólo allí, sino en todas partes. Para tener una buena selección de tíos que siempre estuvieran cachondos y que no se preocuparan demasiado de la forma en que se aliviaban, no había ningún sitio que fuera más especial que los cuarteles. A mí me tocó hacerla en Ceuta, tal vez ese haya sido uno de los mejores golpes de suerte que tuve en mi vida, al menos para mi apetito sexual. En aquel tiempo, la ciudad era casi exclusivamente una guarnición militar. Soldados y marineros en cada mesa, en cada calle, en cada bar, en cada esquina, eso es todo lo que había entonces en Ceuta y, si a uno le gustaban los tíos, ¿qué más podía pedir?

Muchos conocemos la forma en que se diferencian los marinos de los soldados. A los soldados les gustan las pollas; les encanta mamar y les enloquece que se la chupen. Pero siempre se cuidan el culo. Para ellos, poner el culo es cosa de maricones. Con los marineros sucede justo lo opuesto. Les encanta doblarse y abrir las piernas y también alucinan cuando encuentran un buen culo que implora por sus pollas. Pero no les interesa tener unos labios alrededor de la verga, ni tampoco usar los suyos arrodillándose enfrente de otro tío. Cuando sale ese tema, lo primero que dicen es: "¡Joder, tío! ¿Te piensas que soy maricón?". Para mí, una posición u otra nunca fue un problema, lo que realmente me pone muy cachondo no tiene nada que ver con ninguna de las dos. Con el tiempo he aprendido a dar placer poniendo el culo en el aire, y haciendo también excelentes mamadas; a fin de cuentas, eso es lo que generalmente la mayoría espera de los tíos. Pero desde la primera vez que estuve íntimamente con un hombre siempre he tenido bien claro qué es lo que más me gusta hacer cuando estoy bien acompañado. Desde que tengo memoria he sabido que soy gay, pero, habiendo crecido en Vallecas, nunca me hubiese animado a admitirlo. Sabía que en el barrio había otros chicos de mi edad que jugaban entre ellos, pero lo ocultaban y hacían sus cosas cuando nadie los veía o cuando estaban lejos del barrio. Cuando tuve que ir a la mili, lo hice con la firme determinación de que ninguno de mis compañeros se daría cuenta de mi particular interés al ver un buen culo o una polla bailando entre un buen par de piernas macizas, ¡y allí tenía que verlos enfrente de mis narices todos los días!

Al principio todo anduvo de acuerdo con mis planes, pero luego conocí a Luis, un leonés muy avispado para el que, desde el primer día que nos vimos, no pasé desapercibido. Era guapísimo. Tenía un perfecto par de hombros anchos coronando su musculosa espalda que terminaba en una fina cintura, piernas como columnas, un culo prominente y redondo y un trozo de carne colgándole sobre los huevos que debía ser el más grande de todo el regimiento. Sólo tenía pelos alrededor del ombligo y en los cojones; le brillaban como si estuviesen mojados y contrastaban con su piel suave y dorada por el sol. Era fuerte como un oso, siempre ganaba en todas las competiciones, y nadie era mejor que él para los pulsos. Su boca era una cloaca, lo soez afloraba en sus labios por cualquier motivo, era su forma natural de expresarse, cualquier ocasión era buena para putear. Fanfarroneaba contando siempre la misma historia: que todas las muchachas de su pueblo habían perdido la virginidad en su polla; y siempre se lamentaba por la escasez de chochos que había en Ceuta. Era evidente que sentía algo especial hacia mí. Me llamaba "Risitas", porque decía que siempre estaba sonriendo, y que cualquiera que sonriese tanto debía tener algún secreto oculto. Por supuesto, yo estaba seguro de que él ya se había dado cuenta de cuánto me gustaban los hombres, y eso me carcomía los nervios. Durante algún tiempo intenté esquivarlo cuando podía, pero después, cuando me di cuenta de que eso lo ponía de mal humor, empecé a responderle con otras bromas.

Nada serio, cuestión de picarlo un poco, especialmente cuando contaba sus acostumbradas grandezas. A él parecía no molestarle, al contrario, creo que buscaba la oportunidad para que yo le respondiera. A veces hablaba de lo cachondo que estaba, y yo le respondía: "Tú sabes por qué se lo vienes a contar a "Risitas", ¿no es cierto? "Risitas" es un tío que tiene todo muy claro en su cabeza vallecana".

Una noche, alrededor de las dos de la mañana, me desperté justo antes de hacerme pis encima. Salté de la cama e, intentando no hacer demasiado ruido, fui a tientas hacia la letrina. Los servicios estaban fuera. Ni me preocupé en ponerme un pantalón, fui directamente a aliviar mi vejiga. El lugar estaba más quieto que un cementerio y, después de sacudirme las últimas gotas de pis, mientras tenía la polla entre las manos, empecé a acariciármela. Estaba muy cachondo y a esa hora nadie me vería haciéndome una paja, todos estaban durmiendo. Me senté en el suelo y me puse a jugar con mi verga. Lo que tengo entre las piernas no es una pata de elefante ni nada que se le parezca, pero es un palo respetable, y siempre está preparado para las destrezas de mi mano. En el servicio no había ni cuartos, ni paredes divisorias, sólo una mísera bombilla que arrojaba una luz mortecina. A esa hora uno podía hacerse una buena paja libremente y oír si de pronto alguien se acercaba. Me puse a pensar en Luis, en su cuerpo musculoso y lampiño, en su prominente culo y en su polla. De pronto oí pasos. Me levanté del suelo subiéndome los calzoncillos y tratando vanamente de disimular mi palo tieso.

No sabía qué hacer, tampoco tenía un lugar donde esconderme. En ese momento vi que una sombra entraba al servicio. Me puse de pie, casi arrastrando mi espalda contra la pared del fondo. Hubo un momento de silencio. Contuve la respiración y escuché atentamente. Finalmente oí una voz familiar.

–¡Hola, "Risitas"!

–¿Luis?

–Sí, soy yo. ¿Cómo estás esta noche, "Risitas"?

–Yo bien, ¿y tú?

–¡Joder! Estoy más caliente que un toro, "Risitas". Si mi polla no encuentra algo con que aliviarse pronto, voy a terminar violando al sargento Casas –dijo Luis refregándose la entrepierna. El sargento Casas era un auténtico gilipollas que todos los días, sospechosamente, antes de que fuéramos a las duchas venía a hacer su inspección en las barracas. Miré a Luis y me reí sacudiendo la cabeza.

–¡Sihhh! –chilló él– Dime, "Risitas", ¿tú estás tan cachondo como yo?

La pregunta me puso un poco nervioso. Sentí que toda la tensión del momento se concentraba en mi rabo que no dejaba de crecerme. No quería que Luis se diese cuenta de que estaba empalmado, especialmente cuando era él en quien yo estaba pensando antes de que me interrumpiera la paja.

–No. Bueno, sí. Un poco tal vez, creo.

–Eres cómico –dijo casi inexpresivamente–. Por la forma en que desde que he llegado tu polla se marca debajo de los calzoncillos, creo que el semen te va a saltar por los ojos.

–Sí. Yo también estoy cachondo –le dije casi en un murmullo de voz–. Estoy realmente cachondo.

–Dime, "Risitas", ¿Tú has mamado una polla alguna vez?

–¿Qué? –sentí como si un huracán me hubiese arrancado del suelo. ¡Vaya pregunta! Me puso casi furioso. Me sentí un tanto humillado, acorralado, pero me llenó de morbo. Mi polla latía fuera de control. ¿Qué coño era lo que estaba sucediendo?

–No. Nunca hice eso. Nunca – dije mientras volvía a sentarme en el suelo.

–Oh.

Vi como Luis iba acercándose mientras se desnudaba. Cuando estuvo enfrente de mí, estaba igual que como había llegado al mundo y llevaba sus calzoncillos en la mano. Pero, en realidad, no era eso lo que yo miraba como si estuviese hipnotizado: tenía los ojos fijos en esos veinticinco centímetros que salían de su selva leonesa.

–¡Dios mío!

Empecé a levantarme, pero él me empujó y quedé otra vez con el culo contra el suelo.

–¡Sihhh! Cálmate, "Risitas" –me dijo–. Mira, aunque tal vez ni tú mismo lo sepas todavía, desde el primer momento que te vi pensé que debías ser un buen chupapollas. Y tú sabes que me gustas mucho. Por eso siempre ando alrededor de ti. Si no consigo un poco de acción ahora mismo creo que me volveré loco –Luis abrió sus piernas y su enorme polla quedó casi rozando mi cara.

–Vamos, "Risitas". Hazlo por mí, por tu amigo Luis. Podemos corrernos los dos juntos.

Yo temblaba como una hoja. Quería hacerlo y, al mismo tiempo, no quería.

–No sé, Luis. No me animo. Nunca lo he hecho...

Él ignoró todo lo que yo dije. Se acercó y empujó su polla contra mis labios. Y allí estaba yo, sentado en el suelo del servicio, hablando y, de pronto, sin esperarlo, tenía toda esa enorme barra de carne apretada contra mis amígdalas con tanta fuerza que terminó sofocándome y, sin querer, le mordí su preciado instrumento.

–¡Coño! ¡Trátala con cuidado, no seas animal! –chilló Luis–. ¡Fíjate lo que haces con los dientes! ¡Qué no tengo otra polla de repuesto!

Me cogió por las orejas y empezó a empujar su polla dentro y fuera de mi boca, pero no había modo. Realmente yo no tenía idea de qué estábamos haciendo; la enterraba con tanta fuerza que sólo conseguía ahogarme y terminaba mordiéndosela. Pero él seguía, me insultaba sin parar, y no dejaba de follarme la boca con todas sus fuerzas. Finalmente, quizá dolorido por tanto mordisqueo, la sacó de golpe y me empujó contra la pared.

–¡Por favor, tío! ¿Qué coño estás tratando de hacerme? ¿Es que quieres desollarme vivo? –me recriminó en voz baja pero furioso.

–Perdóname, Luis. Realmente lo siento –no sabía como justificarme. Me sentía el peor de todos los gilipollas del planeta–. No sé cómo hacerlo. La verdad es que nunca antes lo hice. Discúlpame, soy un idiota –dije luchando vanamente para que no se me escaparan las lágrimas.

–¡Micrda! No te pongas a llorar ahora. Lo único que falta. Toma esto otro, a ver si te calmas un poco.

Se dio vuelta y abrió las piernas, después se dobló hacia delante y su culo, suave como una bola de billar, quedó totalmente abierto enfrente de mis ojos.

–Mira, por lo menos, cómeme el culo mientras me hago una paja, ¿vale? Esta noche, de una forma u otra, tengo que correrme con alguien o reviento, "Risitas".

Volví a mirar y vi el agujero apenas rodeado de pelos. Nunca había oído que un tío o una tía le chupara el culo a otro. Ya no podía pensar en nada. Luis quería que hiciera algo y, aun cuando no estaba muy seguro de cómo hacerlo, quería hacer lo que él me pidiera. Acerqué más la cara, saqué la lengua y empecé a lamérselo. El olor que salía de ese culo maravilloso estaba embriagándome.

Mi polla estaba tres veces más tiesa que de costumbre. El aroma agridulce que salía de la raja de Luis me causaba la misma sensación que siento cuando estoy bien colocado. En el momento en que mi cara estuvo bien pegada a su piel, mi boca sintió, por primera vez, ese sabor tan especial, tan único, que tienen los culos sudados de los machos. Luis frotaba con fuerza sus nalgas contra mi cara. Empujaba y retiraba su culo, y mi lengua entraba y salía completamente enloquecida.

–¡Oh, sí! –oí que exclamaba entre jadeo y jadeo.

Mi boca iba y venía por toda la superficie de esa maravi lla de trasero. Le mordisqueaba con desesperación cada palmo de las nalgas. Trazaba líneas de saliva con la lengua, subía y bajaba por ese surco velludo hasta llegar a las pelotas y hacerle cosquillas. No podía detenerme, era como si estuviese chupando el más delicioso de los helados, uno que ni Dios mismo pudiera haber preparado para darle tanto deleite a mi boca. Pero el punto del que mi lengua sacaba el mayor placer era el agujero; allí la movía en círculos, la metía y la sacaba, la enterraba hasta donde me era posible.

Cuando él sentía que la tenía dentro, contraía los labios y me la apretaba hasta dejármela tan fina como un dedo. De tanto en tanto podía ver como se sacudía la polla con la mano sin detenerse un solo segundo. Gemía y jadeaba con frenesí, tanto como si estuviese follándose a Marilyn Monroe o a Rock Hudson.

–¡Ohhh! ¡Ahhh! –me di cuenta de que Luis estaba mordiéndose los hombros para ahogar sus gritos de placer. Su culo subía y bajaba, saltaba hacia un lado y hacia el otro, se clavaba en mi cara con tanta fuerza que aún no sé cómo no me hizo sangrar la nariz. Yo chupaba y metía la lengua lo más profundo que podía.

–¡Santa Madre de Dios! –gritó Luis al tiempo que se corría–. ¡Ohhh! ¡Ahhh! ¡Qué bien! ¡Cuánta falta me hacía esto!

De pronto, Luis sacó el culo de mi cara, se dio vuelta y, cuando lo tuve enfrente de mí, vi que tenía leche en el estómago, en el pecho, chorreándole entre los dedos, hasta tenía algunas gotas pegadas en el mentón.

–¡Dios, bendito, "Risitas"! ¿Dónde has aprendido a chupar el culo de esa forma?

–¡En ningún lado! Me salió así porque sí, puro instinto. Pero, Luis, ¿no te has dado cuenta de que aún no me he corrido? Dame el culo otra vez, por favor.

–Vale –dijo–. Vale. Pero córrete pronto, por favor.

Se giró y volvió a doblarse hacia delante. Mi lengua atacó nuevamente su agujero como si estuviese peleando en la batalla de Lepanto con una sola mano. Le había lavado tanto ese culo ya que para entonces no quedaba nada del tufillo que tenía la primera vez.

Mi mano sacudía la verga sin ninguna compasión, mientras mordisqueaba y chupaba ese culo salvajemente. Mi lengua era como un dardo que se clavaba y salía impulsado por un resorte. Me llevó unos treinta largos segundos hasta que mi polla explotó en una lluvia de leche como no lo había hecho en toda mi vida. Instantáneamente, Luis se giró y me cubrió la boca con su mano. La leche me saltaba con tanta potencia que se estampó sobre mis mejillas, y también se estampó con fuerza contra su frente. Luis tuvo que ahogar su risa.

–¡Dios santo, "Risitas"! Cuando tenías tu lengua clavada en mi agujero, un par de veces pensé que estabas preparándolo para follarme. ¡Es increíble cómo chupas!

–No te burles de mi inexperiencia –chillé entre gemido y gemido.

En ese momento pensé que Luis les contaría a los demás lo que yo había hecho, y todos caerían sobre mí como animales, y terminaría arrestado, el resto de la mili en un calabozo por maricón, y no podría volver a Vallecas porque quedaría marcado para siempre.

–¡Vamos, "Risitas", no seas gilipollas! –me dijo Luis sonriendo–. ¡Cálmate, tío! ¡Coño! ¿Por qué te pones así? ¡Si lo has hecho de maravilla! No me importa que no me hayas sabido mamar la polla. ¡Me has dado la mejor chupada de culo de toda mi vida!

–También a ti te pone cachondo ese olor, ¿no es cierto, "Risitas"? –preguntó acariciándome el pelo–. Mira, mejor volvemos a la cama. Si nos quedamos más tiempo podría pillarnos el cabrón de Casas. No te preocupes que esto quedará entre tú y yo. De ahora en adelante seremos como uno. Y el tiempo que nos queda de esta mili de mierda será como estar de vacaciones en el paraíso.

Y así fue a partir de aquella noche. Me convertí en su chupaculos nocturno, y gocé cada segundo que pasé con él. Unos días después me enseñó cómo mamarle la polla, y creo que lo aprendí bastante bien, al menos nunca volví a recibir quejas.

–Tú eres un virtuoso en el arte de meter la lengua en el agujero, Risitas. No me canso de repetirte que nadie me lo ha hecho como lo haces tú. Has nacido para esto.

Durante el tiempo que duró la mili también conocí otros tíos, pero nunca se lo conté a Luis, él estaba convencido de que yo era su propiedad exclusiva. A dos de ellos no les gustaba que les mamara la polla, pero no les molestaba en absoluto que yo practicara mi deporte favorito: chuparles el agujero. Había días en los que andaba como borracho por la falta de sueño, pero, después de haber conocido los deleites del servicio militar, ya no había manera de que dejara de hacer mis cotidianas visitas nocturnas. Tuve un asturiano de Llanes, un catalán de Lleida, un gallego de A Coruña, en fin los tuve de cada región de España. ¡No quería que la mili terminara!

Nunca supimos por qué pero, de un día para otro a Luis lo transfirieron a Melilla sin explicación alguna. Al principio intercambiábamos cartas semanalmente, después Luis me contó que no podía aguantar sin tener alguien con quien pasar las noches y se encontró otro "amigo inseparable", no un soldado, sino un tal Pepe, un poeta del pueblo, un tiempo después supe a través de unos amigos que los dos estaban viviendo juntos en Madrid. Dejamos de escribirnos y, finalmente, nunca volvimos a saber el uno del otro. Todo lo que me quedó de la relación nocturna con Luis fue haber descubierto cuál era mi especialidad en materia de sexo, no pude haber tenido mejor maestro, y durante mis últimos meses en ese paraíso puse en práctica cada noche todos los conocimientos que adquirí a su lado.

Con una ciudad entera llena de soldaditos necesitados, tenía demasiado para elegir y no me quedaba mucho tiempo para calmar la loca ansiedad de mi lengua.

El Joven Pelayo

A Paco

La primera vez que lo vi estaba en el Leather, lindo, demasiado lindo y jovencito. Debía tener unos veinte años, posiblemente veintiuno, quizás veintitrés, no más que eso. Tenía que ser asturiano, apostaba la cabeza, no podía ser de otro lugar, su aspecto le delataba. Nosotros –me refiero a los porteños– siempre podemos reconocer fácilmente a los españoles. ¡Por favor! Si en Buenos Aires tenemos españoles de todas partes. Uno siempre los puede ver y diferenciar sin problema, más aún cuando uno los ve cerca de sus centros de reunión: el Club Gallego, el Leonés, el Centro Lucense, el Asturiano, los Amigos Vascos, el Montañés... Pero, ¡vamos, che! ¡cualquier porteño sabe que no todos los ibéricos son gallegos! No en vano llamamos a España la madre patria.

No podía dejar de mirarlo. Hacía tiempo que no veía un tipo tan guapo. Llevaba un impecable traje oscuro. Imposible confundirlo, era un asturiano de pura cepa, estaba seguro. Tenía esa piel blanca que siempre me calienta tanto. ¿De qué raza serán originalmente los asturianos? ¿Celtas? ¿Visigodos? En fin, ahora ese tema no importa. Su piel de mármol contrastaba con su brillante cabello negro y con sus ojos suaves y grises. La barba oscura delineaba perfectamente su angulosa mandíbula. Estaba allí, sentado en una mesa cercana a la mía, pero lo acompañaba un tipo bastante siniestro que no me gustaba nada. Un tío un tanto fornido que, por su aspecto, parecía tener un buen pedazo; muy flaco y alto, de tez cetrina, narigón y con unas manos inmensas. Pero su cara sólo podía inspirar desconfianza. Y que conste que no lo pensé porque el tío estaba con el asturiano que tanto me gustaba, al contrario. Había pasado una buena media hora observando detenidamente no sólo como trataba al chico. Sino también lo mal que se dirigía a Germán, el camarero del bar. Su actitud me molestaba bastante, y sabía que no podía decir nada, no era asunto mío. Como dije, no fue porque yo me sintiera celoso –bueno, debo ser honesto, quizá sí, tal vez estuviera un poco celoso, aunque no mucho...– en realidad el tipo era bastante desagradable, soberbio, y demasiado vulgar.

Me fui al baño. Justo en el momento en que salía del servicio, entraba el asturiano. Al cruzarnos en el pasillo me sonrió. Tenía las mejillas blancas y levemente rosadas y, como decimos en Buenos Aires, estaba más que medio en pedo.

–¿Qué tal? –dije sin querer mostrarle que le miraba como si fuese la gloria de Covadonga, ni tampoco que de sólo mirarlo la polla se me empezaba a poner tiesa.

–¡Bien! ¡Muy bien! –respondió sonriendo y agrandando los ojos–. ¿Puedes decirme la hora?

Su voz tenía ese tono ronco tan característico de los asturianos, un tono que siempre me ha encantado. Ellos aseguran que hablan el castellano más castizo de toda la península, lo mismo que dicen en todas partes de España, tanto en Valladolid, como en Burgos, Ciudad Real, Sevilla o Cáceres, no importa dónde.

–Sí, son exactamente las siete y veintidós de la tarde –le respondí mientras él continuaba sonriendo y desabrochándose la bragueta. Regresé a mi mesa y bebí el último trago de mi güisqui. Le hice una seña a Germán para pedirle la cuenta y él, como de costumbre, vino casi al instante acompañado de su imborrable sonrisa.

–Guapo el chavalito, ¿no? –le dije apuntando hacia la mesa donde el asturiano estaba con su "amigo".

Germán miró hacia la mesa en la que ellos estaban sentados y frunció la cara diciendo.

– Sí, bastante. Pero tiene muy mal gusto.

–Ese tío que está con él no parece ser un buen ligue.

–Solía estar por aquí a menudo, estaba "en venta" antes, ya sabes. A mí no me importa, eso es asunto suyo. Pero ese tío me parece muy hijo de puta. Yo no le daría ni la hora siquiera.

–¡Guarra! –murmuré sonriendo.

–¡Zorra! –replicó Germán haciendo un gesto con la cabeza, la mano y la cadera, mientras iba a atender otras mesas.

Esa noche había quedado en encontrarme con unos viejos amigos para comer en El Bierzo. Después de la cena hicimos una larga sobremesa durante la cual nos pusimos al tanto de nuestras últimas aventuras. Bebimos dos botellas de tinto, dos cafés cada uno, una ronda de brandy y luego una segunda.

Hacía un mes que había llegado a Madrid y debía quedarme otros dos meses más todavía. Negocios, siempre trabajo y relaciones públicas. Gracias a que mi empresa realizaba operaciones con Telefónica, durante los tres últimos años había tenido que pasar largas temporadas en Madrid. Por supuesto que esta "obligación" no era un inconveniente para mí. Me encanta la ciudad y también los madrileños, ¿a quién no? La compañía me había alquilado un piso en la calle Almagro, nada especial, pero cómodo.

Afortunadamente, después de la primera semana ya había hecho todo el grueso de mi trabajo y entonces me quedaba tiempo de sobra para pasarlo muy bien. Los españoles con los que debía trabajar durante el día no eran gente de marcha, casi todos estaban casados y eran aburridos. O sea que las noches eran exclusivamente mías; a partir de las 19:30 a más tardar, ya estaba libre y sin compromisos pendientes.

Durante la cena, Carlos, un viejo amigo de Río Tercero al que no había visto desde hacía muchos años, se lamentaba –como lo hacen constantemente todos los argentinos expatriados– de haber dejado la Argentina aunque, al mismo tiempo, repetía casi como un mantra que nunca volvería a vivir allí. Tampoco dejaba de elogiar su última conquista, un machote andaluz *¡con una pija de la gran siete!* Joaquín, un amigo mejicano de Carlos al que hace mucho tiempo rebauticé con el nombre de "la princesa azteca", no dejaba de tirarle de la lengua para que le contara más detalles sobre sus polvos con el andaluz, quería saber todo en detalle. Víctor, el único español del grupo, sacudía ocasionalmente la cabeza sin entender muy bien los códigos, exclamando: *¡Estos sudacas maricones!*

Finalmente pagamos la cuenta y salimos. Mis amigos decidieron seguir la noche en la sauna Men. Yo estaba cansado, realmente no deseaba ir a ningún lado. Además, estaba lloviznando. Nos despedimos en medio de algunas bromas y comencé a caminar por Barbieri.

Todavía era temprano, quizá medianoche, no mucho más tarde. Pase frente a un terreno vacío donde se había derrumbado una antigua casa. Recuerdo que en un viaje anterior, al pasar por allí, les había comentado a unos amigos que tarde o temprano esa casa terminaría hundiéndose. Ellos se rieron de mi augurio, pero no me había equivocado entonces. Miré el lugar durante un momento e, inmediatamente, noté que había algo extraño que se movía en medio de la penumbra. Normalmente eso no me hubiese llamado tanto la atención como para detenerme. ¿Para qué? Podía ser algún drogadicto pinchándose, o una pareja echando un polvo rápido bajo la lluvia. No era asunto mío. Pero, por algún motivo incierto, hubo algo así como un sexto sentido que despertó mi curiosidad. Cuando me acerqué, oí que esa figura, a la que no podía distinguir entre las sombras, en lugar de mandarme al coño por estar metiéndome en lo que no me interesaba, me pedía ayuda.

Me detuve y, después de unos segundos, balbuceé un, "¿hola?". Ante mi total sorpresa, vi que la persona que se acercaba trastabillando, en medio de la oscuridad, era nada menos que el asturiano que tanto me había gustado en el Leather Bar. Tenía la corbata colgando, la ropa desaliñada y, aun en esa penumbra, pude ver que tenía una herida en la mejilla y que estaba sangrando. Casi no podía mantenerse en pie y estaba asustado, muy asustado. Logré agarrarlo en mis brazos justo en el momento en que estaba a punto de desplomarse sobre la acera.

–Pero ¡Che! ¡Nene! ¿Qué diablos te ha sucedido?

Se aferró a mí con todas sus fuerzas. Casi me clavaba los dedos en los brazos. En ese momento comprendí que no estaba en condiciones de contestarme y, ¡Dios mío, tenía un olor que apestaba! Ni en Madrid, ni en ninguna otra capital resulta extraño encontrarse con un chaval que se ha emborrachado y que está cubierto de orín y de vómito. Pero en ese momento recordé la masculina belleza de su cara asturiana cuando nos cruzamos en la puerta del baño: un rostro casi inocente, con las mejillas rosadas y los ojos encendidos. Rodeé mi hombro con su brazo y llamé a un taxi. No podía dejarlo allí en esas condiciones.

Cuando subimos el taxista puso mala cara por el estado y por el olor del asturiano, pero lo ignoré; a fin de cuentas iba a pagarle, era un viaje corto y, además, le dejaría una buena propina.

Al llegar, ingeniándomelas como pude, bajé del taxi a mi soldado de la Reconquista y lo arrastré hasta la entrada del edificio.

Me hubiese gustado entrar llevándolo en brazos como hacía Rhett Butler con Scarlett O'Hara en *Lo que el viento se llevó*, pero no pude, no soy un tio cachas de gimnasio, y él, totalmente dormido, pesaba tanto como un saco de patatas. Tuve que sostenerlo con mi cuerpo contra la pared del ascensor para poder apretar el botón del quinto piso. La escena no fue muy romántica que digamos.

Cuando conseguí encontrar las llaves, abrir la puerta, y encender la luz, lo cargué como pude a través del salón hasta el dormitorio, y lo acosté boca abajo en mi cama. Él murmuró algo incomprensible, pero no reaccionó. Fui hasta el baño y cogí una toalla, la más grande que encontré. Desvestirlo y limpiarlo fue una tarea un tanto complicada en esas condiciones. Lo moví hacia un lado y coloqué la toalla debajo de su cuerpo. Le aflojé la corbata, le quite la chaqueta, fui desabotonándole la camisa, y empecé a descubrir toda la belleza de su pecho. Tenía la piel sedosa y blanca como la leche más pura.

Puse su ropa en el suelo; después me quedé mirándolo durante un instante. En contraste con sus mejillas oscuras por la barba crecida, tenía un hermoso pecho lampiño. Parecía un pibe que todavía no había alcanzado la pubertad. No era un pecho trabajado en el gimnasio, pero sí era sólido, con los músculos bien delineados por la naturaleza, con la fuerza de un adolescente. Sus hombros eran redondeados, y las costillas se le curvaban armoniosamente bajando hacia su cintura de mimbre. A la altura del ombligo le crecía una oscura línea de vello negro (o, "un sendero de gloria", como lo llaman en los Estados Unidos) que se perdía debajo del cinturón.

Me arrodillé junto a la cama, él dormía como un niño. Con mucho cuidado de no despertarle, primero le quité los zapatos, luego los calcetines de nailon. Tenía pies hermosos. Normalmente los pies nunca me calientan, pero los suyos eran distintos; tenían un olor dulcemente rancio, su forma era casi perfecta, pequeños, arqueados, y tenía unos tobillos tan finos que eran casi femeninos.

Hubiese querido besarlos, chupar cada dedo como si fueran pequeñas pollas, pero me contuve a pesar de mi impulso, y de mi calentura, que iba en súbito aumento. Sólo me incline sobre ellos, los besé levemente y olí su suave aroma; era delicioso. Debí conformarme solamente con eso. En aquel momento debía prestar atención a otras cosas; mi calentura tendría que esperar, no podía olvidar que sólo estaba haciendo una buena obra.

Volví al baño y cogí dos toallas de mano, una enjabonada y la otra húmeda, y una tercera más grande para secarlo. Cuando regresé al cuarto le desabroche el cinturón y, suavemente, fui quitándole los pantalones. Sus piernas eran tan sólidas y perfectas como las que vemos en los dibujos de las ánforas de la antigua Grecia; suaves y ligera mente cubiertas por esa capa de vello asturiano. Enganché mis dedos en el elástico de sus calzoncillos y fui deslizándolos lentamente hasta que salieron por sus pies.

Me sentí un poco mareado, casi borracho por la lujuria que me invadía al ver a esa gloria de Covadonga desnuda sobre mi cama.

En su estado inconsciente, mi soldadito de Pelayo se había orinado y también se ensució un poco. Primero lo limpié por el frente con la toalla enjabonada. Su polla dormida reposaba sobre sus huevos cubiertos de vello negro y brillante; parecía un pájaro descansando en el calor de su nido. Su firme culito era una visión alucinante: dos perfectos melones de seda, blancos como el marfil. Zurbarán los hubiese puesto en una de sus naturalezas vivas titulándola: "Pera, naranja, cuchillo, plato de cerámica y perfecto culo de macho." La raja en medio de sus dos melones era profunda y oscura por sus pelitos aterciopelados...

Creo que no hace falta que diga que ese ojete majestuoso me calentaba hasta el delirio. Pero, al mismo tiempo, el hecho de estar limpiándole ese culito tan terso y firme como si fuese el de una criatura, me hizo sentir profundamente paternal. ¿O es que por ser maricón debería decir maternal? ¡Qué importa!, para el caso da lo mismo. Seguramente nadie se lo había lavado así en años, tal vez sólo lo hubiera hecho su madre cuando era un bebé, quizá su abuela, o alguna hermana mayor, pero no otro hombre. Por un instante dudé que nunca hubiese sido tocado tan íntimamente, y con tanta ternura, por las manos de otro hombre que no fuera yo. Gocé con cada caricia, ¡había que ser demasiado estúpido para no gozar semejante bombón!

Mientras tanto él roncaba. Ocasionalmente lanzaba un breve quejido y, a veces, un suspiro de satisfacción. La borrachera y los golpes que había recibido la noche anterior lo mantenían dormido. Parecía un niño. Por momentos se movía un poco nerviosamente, tal vez a causa del alcohol. No parecía alguien que estuviera acostumbrado a beber.

Lo enjaboné, lo enjuagué y luego sequé su cuerpo con la toalla. Después de limpiarle bien ese culo maravilloso, volví al baño y lavé las toallas. Regresé y repetí la misma operación sobre la piel blanca y tersa de su pecho, también en sus axilas velludas y, por último, con las toallas húmedas refresqué su cara de ángel dormido.

Aquel guarro malparido que lo sedujo en el Leather le había golpeado duramente la mandíbula, hermosa y bien delineada. Tenía la mejilla derecha amoratada, y de la comisura de los labios le colgaba un fino hilo de sangre seca. Cuando estaba pasándole la toalla por el mentón, se despertó un instante. Sin abrir los ojos me pidió agua. Casi corrí hasta la cocina. Cuando regresé con el vaso para saciar su sed, ya se había quedado dormido nuevamente.

Esa noche dormí en el sofá.

A la mañana siguiente, cuando abrí los ojos, me quedé un rato mirándolo. Tenía mi acostumbrado palo matinal, aunque, por supuesto, esta vez estaba mucho más tieso que otras mañanas. La polla me formaba una tienda de campaña en los pantalones de gimnasia que me había puesto antes de dormir para resistir la tentación de hacerme una puñeta tras otra durante la noche. No fue nada fácil conciliar el sueño con ese macho asturiano durmiendo frente a mí, menos aún después de haber jugado el rol de la "abnegada enfermera".

Antes de acostarme, había dejado su camisa en remojo porque estaba cubierta de vómito. También investigué en su billetera intentando saber quién era en realidad mi joven Pelayo. Por supuesto, estaba vacía. Sólo tenía un billete de dos mil pesetas y algunas monedas en el pantalón. En uno de los bolsillos de su chaqueta encontré su documento nacional de identidad. Se llamaba José María Suárez Miranda y, tal como yo sospechaba, era de Llanes, Asturias, y acababa de cumplir ventidós años. Volví a colocar todo en el mismo lugar y después intenté dormir a pesar de mi calentura. Ahora, recién despierto después de haber pasado una larga noche de abstinencia forzada, estaba más caliente que entonces.

¿Y qué es lo que tenía enfrente de mí? A mi asturiano, al joven Pelayo, el visigodo antes de llegar a la fama, exactamente igual a aquel que había conocido en los libros de historia del cuarto grado de escuela primaria, ése del que tanto me hablaban los curas del Sagrado Corazón que, como eran casi todos franquistas, estaban convencidos de que la Guerra Civil había sido solamente una mera continuación del proceso de reconquista que se inició en la antigua España del año 722.

Mi Pelayo había tirado las sábanas al suelo mientras dormía. Ahora estaba en la cama, aún durmiendo, de costado, con la pierna izquierda doblada contra su pecho, casi en posición fetal. El estrecho agujero de su culo apuntaba directamente hacia mi cara como si estuviese invitándome a intentar una dura segunda reconquista. Y, ciertamente, ¡mi espada estaba lista para la lucha!

Pero lo pensé mejor. *Piano, piano.* No entraría en el combate sin mediar una provocación previa.

Buscando una forma de calmar mi creciente hambruna, me levanté y fui a la cocina a preparar el desayuno.

Volví a la habitación llevando una bandeja con tazas, platos, café, leche caliente, tostadas, mantequilla, mermelada y zumo de naranja. El joven Pelayo aún no se había movido. Seguía en la misma posición en que estaba cuando lo había dejado. Me senté en la cama junto a él y le acaricié el hombro.

–Chico, ¿me oyes?

Ni siquiera se movió.

–¿Nene? –lo llamé sacudiéndolo levemente una vez más.

–Che, José María..., ¿estás bien? –le pregunté acariciando su abundante y sedoso cabello negro. De pronto se despertó estremeciéndose y, de un salto, se sentó en la cama. Tenía el rostro desencajado, una justificada expresión de pánico.

–Cálmate..., tranqui..., todo está bien ahora –le dije.

Abrió los ojos asustado, como si estuviese intentando atrapar todo el cuarto al mismo tiempo. Cuando comprendió que yo no era el guarro que había conocido en el Leather, pareció calmarse un poco.

–¿Querés un poco de café? –le pregunté intentando que se sintiera cómodo.

–Sí... –dijo casi como un murmullo–. Sí, por favor.

Suspiró profundamente, casi aliviado, y cerró los ojos.

Se inclinó hasta el suelo y recogió las sábanas para cubrirse púdicamente hasta más arriba de la cintura. En fin, no es que estuviese esperando una condecoración ni nada por el estilo en recompensa por mi acto heroico; a fin de cuentas, cuando lo hallé tirado en ese sucio terreno, sangrando, borracho y desvalido, lo había llevado a mi propia casa, no lo dejé en un hospital, ni seguí caminando, ni tampoco llamé a la policía. Al menos esperaba una respuesta más positiva que su repentino ataque de pudor.

Serví el café, puse mantequilla y mermelada en una tostada y se los ofrecí. Aceptó sin levantar los ojos.

Finalmente, mientras revolvía el azúcar en su café, se animó a preguntarme.

–¿Qué sucedió anoche?

Bebí un sorbo de café antes de contestarle.

–Anoche te vi por primera vez en el Leather Bar, era temprano aún, no creo que recuerdes eso. Estabas con ese tío medio rarito..., bueno, bastante. Luego volví a verte como unas tres horas más tarde, en ese terreno vacío de la calle Barbieri. Al principio sólo me pareció que habías bebido demasiado, después me di cuenta de que también te habían golpeado duro. Sangrabas, estabas casi inconsciente, muy sucio y con la ropa toda desarreglada. Entonces la única solución que se me ocurrió fue parar un taxi y traerte a mi casa donde te acosté en mi cama, te lavé, y te dejé descansar toda la noche.

De pronto me miró con los ojos encendidos, casi furioso.

–¿Por qué? ¿Por qué lo has hecho? –preguntó con un tono agresivo.

Me sorprendió su actitud. ¡Bonita forma de agradecerme!

–¿Qué carajo esperabas que hiciera? –le pregunté clavándole los ojos–. ¿Cómo iba a dejarte allí, herido y borracho, tirado, abandonado como un gatito mojado bajo la lluvia?.

Al mismo tiempo que estas palabras salían de mi boca, estaba arrepintiéndome de haberlas dicho, y también del tono que usé. La expresión que se dibujó en su cara me partía el corazón.

–¡Coño! Vos sos un pibe guapí..., quiero decir, pareces un buen muchacho, y me sentí mal por ti y por tu situación. Si yo hubiera estado en tu lugar, me habría gustado que alguien hiciese lo mismo por mí. Eso es todo.

Su labio inferior empezó a temblar. Agachó la cabeza.

Toda esta escena duró alrededor de un minuto entero, estoy seguro, puedo recordarlo claramente. Sus movimientos eran pesados, como si estuviese en una película proyectada en cámara lenta. Bajó la cabeza todavía más hasta que el mentón le quedó clavado en el pecho. Después empezó a temblar y los ojos se le pusieron vidriosos.

Finalmente se echó a llorar.

Yo no sé cómo es la experiencia para otros; para mí, ver a un hombre llorar siempre me resulta doloroso. Así esté en Madrid, en Buenos Aires, en Nueva York, en Tokio, o en cualquier ciudad. Por una razón u otra, muchas veces he pasado por esos momentos en diferentes lugares del mundo, y nunca sé qué hacer. ¿Debo ignorarlo? (*¿Lágrimas? ¿Qué lágrimas? Yo no veo nada*), ¿hacerme el fuerte? (*Pero ¡vamos, che! ¿qué es eso de andar lloriqueando como una nena? Somos machos, ¿no?*), o tal vez tendría que ponerme tierno y cálido (*Pero, flaco ¡Vamos! Dale, ¡che! Decime qué te pasa*).

–¡Qué vergüenza! ¡Dios mío! ¡Qué vergüenza siento!

Mi joven Pelayo lloraba agarrándose la cabeza y no dejaba de repetir lo mismo. Entonces, dada la situación, decidí que un ataque tierno y cálido sería lo más apropiado. Al mismo tiempo pensé que jugar el rol de extranjero, de porteño de paso, no sería una mala idea –alguien que viene de lejos, un extranjero a quien no volvería a ver y que no lo juzgaría.

Casi tentativamente estiré la mano y le acaricié la nuca.

–Che, nene. ¡Vamos! No llores. Por favor. Todos hacemos algo estúpido de vez en cuando. A veces nos pasamos de copas, terminamos en pedo y decimos algo inconveniente, o nos toman por gilipollas o, sin quererlo, nosotros mismos hacemos el papel de boludos. Nos pasa a todos. ¡Gran cosa! Esta vez vos no fuiste lo suficientemente cuidadoso. Eso es todo. No hay drama.

El asturianito seguía llorando con amargura. Puse mi brazo sobre su hombro. Él no opuso ninguna resistencia, ni tampoco se sorprendió cuando fui acercándolo a mi pecho. Entonces decidí usar otra táctica.

–Está bien, está bien, si necesitás llorar, ¡dale!, ¡llorá!, llorá tranquilo, llorá todo lo que necesites, date el gusto.

No sé si realmente necesitaba mi apoyo o no. Para entonces él ya estaba llorando como un niño de cinco años. En fin, debo ser honesto; a pesar de todas mis buenas intenciones yo estaba caliente como pocas veces recuerdo haberlo estado. ¿Quién sería capaz de no estar caliente en medio de tal situación? Estábamos los dos en la cama; yo con un hermoso asturiano de veintidós años entre mis brazos, ¡como para no estar caliente!

Lo acerqué a mí todavía más, susurrándole todo tipo de frases reconfortantes, jugando el papel del buen amigo de barrio. Mientras tanto mi polla, tiesa como si fuese la lanza del arcángel Gabriel, ya empezaba a escaparse de los pantalones.

Finalmente decidí aprovechar la oportunidad y atacar suavemente.

–¿Tú no tienes demasiada experiencia en esto de salir a ligar, no es cierto? –le pregunté mirándole a los ojos.

–No. En realidad, nunca estuve íntimamente con un hombre –respondió sacudiendo la cabeza y evidentemente avergonzado.

–¡Hombre! No es para que te pongas así, ser virgen no es ninguna vergüenza, al contrario. ¿Quieres contarme? –le dije con mis labios pegados a su oído e intentando contener los sentimientos que me causaba su confesión. Creí que estaba alucinando, ¡un joven Pelayo virgen en mi cama!

Me miró como si estuviese totalmente desvalido, ahora tenía mucha dulzura en los ojos. Su cara seguía algo hinchada a causa de los golpes que había recibido, por el sueño, y también por haber estado llorando desde el momento en que se había despertado. Aun así, era absolutamente hermoso e inocente.

–Sólo hice algunas cosas con otros chicos de mi edad, cuando estaba en la escuela secundaria. Esas cosas que hacen todos los adolescentes, ya sabes; la puñeta, tocarnos un poco, a veces hasta nos metíamos el dedo en el culo, pero nada más que eso, no pasábamos de allí, ni siquiera nos besábamos. Eran sólo juegos, nada trascendente, pero jugábamos bastante, casi todos los días. Cuando terminamos la escuela se acabó todo eso –miró hacia un costado, y luego continuó–. Ya he cumplido veintidós años y todavía soy virgen..., de los dos lados. Ya sabes, vivo en Llanes, que es un pueblo bastante pequeño. Allí uno no puede hacer nada, es peligroso, todo se sabe. La semana pasada, en la compañía para la que trabajo, me mandaron hacer este viaje a Madrid y sentí que me volvía loco de alegría. Ésta es la primera vez que viajo solo a la capital. Pensé que aquí, donde nadie me conoce y todo es más abierto, iba a poder..., hacer otras cosas, ya sabes lo que quiero decir. Pero aquí..., aquí sólo he conseguido ser un gilipollas.

Se mordió el labio y, nuevamente, las lágrimas comenzaron a rodar por su cara.

La situación me hacía dudar. Por un lado mis principios no me permitían usar la oportunidad para aprovecharme de él, pero, por otro, estaba ardiendo de calentura. No podía dejar de preguntarme, ¿qué era lo que en realidad a estas alturas estaba buscando el asturiano? Lo aferré aún más fuerte. Dejé que llorara un poco más. Después, puse en práctica un nuevo intento.

–No, no, no. La cosa no es así. No debes ser tan duro contigo. Tú estás totalmente equivocado. Tú no eres ningún gilipollas. Simplemente todavía sos inexperto en estas cosas. Nunca debes beber hasta emborracharte cuando sales a ligar –le dije suavemente–. Por lo general ésta no es una ciudad peligrosa, sólo hay que estudiar bien con quién te metes. En Madrid puedes conocer un montón de tíos con los que pasar un muy buen rato. También, igual que en todas partes, siempre encuentras algunas manzanas podridas, es inevitable. Por eso debes estar siempre alerta y nunca tienes que irte con el primero que encuentres.

Le aconsejé mientras acariciaba su espalda y, con un dedo, le levantaba el mentón. Quedamos mirándonos a los ojos, y continué:

– En realidad, José María Suárez Miranda, lo que tú necesitas es un buen... –hice una breve pausa, me acerqué a su cara y, suavemente, le planté un beso en los labios. Abrió los ojos como si estuviera sorprendido pero, una vez más, no opuso resistencia alguna– ...y amable... –volví a besarlo con más ternura–...y paciente... –esta vez lo besé con más calor que antes– ...pero firme... –y empecé a besarlo con verdadera pasión– ...maestro.

Mientras iba clavando la lengua entre sus labios y le acariciaba los dientes, podía sentir todo su cuerpo vibrando entre mis brazos. Abrió la boca e inmediatamente pude sentir su respiración y la dulce humedad de su lengua enlazándose con la mía. Tiré de las sábanas que seguían ocultando su cuerpo de macho joven aún sin estrenar. Dejé su cuerpo desnudo al descubierto. Lo admiré durante un instante y, suavemente, fui empujándolo hasta dejarlo totalmente extendido sobre la blancura de las sábanas.

No sé durante cuánto tiempo estuvimos besándonos. Mi joven Pelayo estaba hambriento, pero desbordaba de ternura. Incesantemente, sus manos recorrían todo mi cuerpo –mis cabellos, mis brazos, mis hombros, mi pecho, mi espalda. Luego, empujando por debajo del elástico de mis pantalones, fue deslizándolos sobre mis nalgas y comenzó a masajearlas mientras su dedo gordo recorría el comienzo de mi raja. Después, casi con inseguridad, fue bajando una mano hasta que pudo acariciarme la polla. Dejé escapar un profundo suspiro de satisfacción y, de pronto, sentí toda la fuerza de su mano subiendo y bajando frenéticamente.

¡Dios mío! ¡Mi asturiano era un sueño finalmente hecho realidad! Y encima de toda su masculina belleza, ¡era virgen!

Me quedé inmóvil durante un momento, extasiado ante su belleza y por la presión de su mano sobre mi pija. Después me lancé sobre él. Mis labios recorrían su rostro; sus mejillas, la frente, el mentón, la mandíbula, los ojos, el cuello; lo besé apasionadamente, cubriéndolo de saliva. Su piel satinada producía un intenso contraste en el nacimiento de la barba, el lugar donde se le marcaba su masculinidad, y eso me alucinaba. Mis dedos se perdieron entre sus cabellos acariciándolos como si fuese un pibe de diez años, después fui bajándolos para masajearle esos hombros que parecían los de André Agassi. Recorrí su espalda con mis uñas hasta rozar sus firmes nalgas. Era como tener el cielo entre mis manos. Las aferré con fuerza. Volví a penetrar su boca hasta que con la punta de la lengua pude sentir su garganta. Después deslicé mi dedo índice por su raja caliente, por esa tibia y expectante hondonada de placer y, de pronto, sentí la suavidad de su agujero ansioso. Comencé a acariciarlo girando el dedo, una vez, otra y otra más, dándole suaves golpecitos, buscando entrar por esa puerta trasera que nunca antes había sido usada por ningún otro hombre.

En ese momento me di cuenta de que mi joven Pelayo era realmente virgen. Ese culo tan blanquito y bien formado nunca había sentido una polla tiesa abriéndolo, ni siquiera apoyada contra él. No sólo oponía resistencia a la presión de mi dedo contra su agujero hambriento sino que también podía sentir los dulces gemidos que escapaban de sus labios.

Casi podía leer los pensamientos contradictorios que cruzaban por su mente con la rapidez de un rayo: "¡No! ¡No! ¡Por favor, allí no...! ¡Sí...! ¡Sí! ¡Hazlo! ¡Te lo ruego! ¡Penétrame, ya mismo! ¡Pero no, no estoy seguro...! ¡Sí..., ahora!". El asturiano estaba aterrorizado y en un estado de éxtasis alucinante al mismo tiempo. Me preguntaba si en aquellos juegos con sus compañeros de la escuela secundaria alguno de ellos le habría hecho algo similar. Pero yo ya había tomado la determinación de ir mucho más lejos de lo que cualquier otro hombre hubiese llegado antes con José María Suárez Miranda.

Si aún me quedaban algunas dudas acerca de lo que estaba por hacer, la firme dureza de la polla de José María las ahuyentaba. Podía sentir toda su rigidez presionando mi vientre, ya estaba húmeda de tanto deseo. La cabeza inflada de su pija se apretaba contra mi cuerpo, me masajeaba y podía sentirla, aterciopelada y pegajosa, acariciando mi piel. Ya no quedaba lugar a dudas: mi asturiano ardía deseando que le rompiera bien roto el culo.

Mi lengua recorrió las curvas de su oreja.

–Bájame los pantalones –le susurré al oído sobre la humedad de mi aliento.

Él dudó. Por un instante volvió a asaltarle la confusión. Clavé mi lengua lo más profundamente que pude.

–¡Bájame los pantalones! ¡Ahora mismo! –insistí, suavemente, pero con seguridad.

Sentí como sus dedos se metían por debajo del elástico y empujaban mis pantalones hacia las rodillas. Cuando llegó a bajarlos hasta allí, los enganché con mis pies y terminé de quitármelos lo más rápido que pude. Después, los tiré al suelo.

Con el correr de los segundos, la polla se ponía más y más tiesa. La tenía erguida como un mástil y ya comenzaba a chorrear crema como loca. Quisiera habérsela metido de un sólo golpe, entera, clavársela hasta las pelotas con la más ardiente calentura de toda mi historia pero, una vez más, escuché mi voz interior diciendo: piano, piano. Era la primera vez para mi joven Pelayo, el primer polvo de su historia. Sabía que debía darle una follada memorable, mágica, algo que no olvidaría durante el resto de su existencia.

Me desenredé de su abrazo. No fue fácil hacerlo. El asturiano me aferraba con la fuerza de alguien que está a punto de ahogarse. Froté mi pecho velludo contra la suavidad lampiña del suyo. Después hice lo mismo con nuestras pollas y, lentamente, comencé a separarme. Quedé de rodillas enfrente de él. Abrí sus piernas con las mías y fui inclinándome hasta que mi lengua alcanzó a lamer su entrepierna.

Mi joven Pelayo temblaba extasiado, se contraía, no dejaba de suspirar. Le lamí el culo durante unos segundos. Lo tenía apretado, como si estuviese al borde de correrse en ese mismo momento. Me detuve. ¡Sólo Dios sabe cuán difícil fue separarme! Estábamos los dos tan calientes que nos hubiésemos corrido en un abrir y cerrar de ojos. Pero, una vez más, volví a hacer caso a esa voz interior que no dejaba de repetirme: "Es su primera vez..., su primera vez..., su primera vez...".

Aunque no haya sido literalmente, el guarro aquel con quien había estado la noche pasada, el del Leather Bar, lo había violado en el terreno de la calle Barbieri. Primero lo emborrachó, luego fue calentándolo y, seguramente, metiéndole mano por todos lados hasta enloquecerlo. Después, en lugar de amarlo como esperaba el asturiano, se transformó en un Judas cualquiera. No violó su cuerpo, fue peor aún, violó su confianza, sus inocentes fantasías y sus deseos de debutante. En lugar de terminar siendo amado, acabó como el inexperto gilipollas de la noche.

Cada vez que miraba su cuerpo desnudo contorsionándose sobre mi cama, sentía más y más necesidad de que mi polla estuviese dentro de su maravilloso culo virgen. Pero no podía, aún no era el momento.

Al mirar su polla, tan tiesa, grande y derecha, se me hacía agua la boca, me la hubiese tragado en un segundo, podía saborearla dentro de mi boca, aunque sabía que no podía chupársela, que tan sólo con que la punta de mi lengua rozara su cabeza se correría hasta inundarme con su crema caliente.

Deslicé mis mejillas encendidas por su entrepierna y, después, muy suavemente, trepé por esas dos columnas y empecé a chuparle las pelotas. No puedo describir con palabras cuanto quería tener esas bolas velludas dentro de mi boca, tal vez las dos juntas, tragármelas al mismo tiempo. Deseaba volverlo loco de placer. Pero, nuevamente, sabía que eso también podía calentarlo arrastrándolo hasta un frenético orgasmo prematuro. Mi joven Pelayo debutante necesitaba mucho más que eso. Tenía que controlarme, sabía por propia experiencia que había que agotar al chaval antes de metérsela por primera vez.

Pero, para entonces, ya no era él, sino yo quien estaba a punto de correrse en cualquier momento, sin tan siquiera tocarme la polla. Entonces decidí que ya era el momento de apurar el grand finale. Estiré mi mano hasta la mesa de noche, cogí un par de condones y el tubo de lubricante que siempre tenía guardados en el cajón, por si acaso. Las manos de José María seguían acariciándome apasionadamente. Su polla, blanca y gruesa, no dejaba de llorar grandes lagrimones perlados; era un llanto mucho más hermoso que el que lo había asaltado unos minutos antes.

Mantuve en una mano el tubo de crema y, con la otra, levanté sus tobillos hasta posarlos sobre mis hombros. Su culito virgen y palpitante se entreabría sonriéndome. Era una boquita pintada que esperaba ansiosamente que un beso profundo llegara a estamparse sobre sus labios aún intactos. Eso era exactamente lo que yo quisiera haberle hecho: inclinarme y besar intensamente ese culo maravilloso que yo mismo había lavado hacía unas horas. Pero no. Debía ser cauteloso. José María estaba tan caliente que con sólo acercársela se hubiese corrido en un segundo.

Apreté el lubricante y la fría suavidad de la crema corrió transparente sobre mis dedos. Después acaricié su agujero esparciéndola sobre los bordes para que sus incesantes palpitaciones hicieran que penetrase naturalmente. Lentamente desenrollé un condón sobre mi polla tiesa. Luego lo engrasé bien. Nunca antes había estado tan caliente.

En ese momento tuve un golpe de inspiración; abrí el otro condón y ¡se lo até como un anillo alrededor de los huevos y la polla! Al menos así sabía que él no iba a correrse en el mismísimo momento en que mi pija rozará su culo hambriento.

Apoyé la palma de mis manos sobre sus hombros. Él no dejaba de estremecerse ni un segundo, estaba inflamado de deseo, casi como mendigándome que desvelara el misterio de sentirla toda dentro. Hundí las yemas de mis dedos en su piel afirmándolo contra la cama. Lo miré fijamente en el fondo de los ojos con una mezcla de ternura, pasión y arrogancia. Después, no sé por qué dije lo que dije; por algún motivo creí que ésas serían las palabras justas que mi asturiano necesitaba oír, el toque de perfección para completar ese momento, la primera vez, la frase que años más tarde, cuando le contase la historia a un amante, o algún amigo, le haría sonreír feliz. No me contuve más, y le dije:

–José María –la voz me salió ronca pero llena de ternura– ¡Ahora voy a metértela por el culo, voy a rompértelo bien roto, como si fuera el coño de una puta!.

La punta de mi polla estaba ya acariciándole el agujero. Podía sentir como se tensaba y se relajaba incesantemente. No pensé sólo en mi placer, no fui brutal. Muy suavemente comencé a meterle la cabeza. Ésa es siempre la parte más difícil, la que más duele, especialmente con un culito virgen como el de mi asturiano. Él lanzó un quejido de dolor que pronto fue mezclándose con un profundo suspiro de éxtasis. Después abrió los ojos, grandes, muy grandes, le dolía, aunque no iba a aflojar por eso.

–¡Respira! –le ordené firme.

–Sí, sí, haré todo lo que tú digas. ¡Fóllame! ¡Por favor! ¡Quiero que me rompas el culo! ¡Que me lo partas en dos de una vez por todas! ¡Pártelo en dos! –su voz ansiosa salía temblando y quedaba como suspendida entre nuestros cuerpos.

–¡Respira profundamente! ¡Bien hondo! –volví a insistir.

Él lo hizo, para entonces hubiera hecho cualquier cosa que le ordenara. Era un chico obediente. Seguía todas mis indicaciones no porque quisiera parecer sumiso, sino porque sabía que yo era un buen maestro, sabía que podía confiar en mí, que yo sólo quería que se sintiese como únicamente puede sentirse un hombre de verdad. Además, sus deseos de que le rompiera el culo eran mucho más fuertes que los míos de follármelo.

Exactamente en el momento en que comencé a sentir que las paredes de su culo se expandían, empujé. Mi polla comenzó a deslizarse por su recto. Su culito, caliente y virgen, me ajustaba más que un guante, parecía estar implorando que lo desvirgara. Seguí penetrando, suavemente, más y más profundamente.

José María dejó escapar un suspiro, un suspiro tan largo como nunca lo había hecho hasta entonces, de eso estoy totalmente seguro. Mi pija ya estaba toda dentro del joven Pelayo, podía sentir mi vello enredándose con el de su culo que ya no era virgen. De pronto noté que tenía los ojos llenos de lágrimas, pero la expresión de su rostro no era de dolor, estaba cubierto por una expresión sublime, casi beatífica.

Lo follé muy lentamente, saboreando y haciéndole saborear cada segundo, al menos al principio fue así. Quería que supiera bien lo que era tener un hombre dentro, que gozara esa sensación que él había anhelado durante tanto tiempo.

–¿Te gusta sentirla dentro?

–¡Sí! –dijo casi sofocado–. ¡Por favor no me la saques nunca! –rogó apretándome con sus dedos– ¡Quiero que me folles todo el día!

Ya casi gritaba.

–¡Hasta que me duela, hasta que no pueda aguantarla más y la leche empiece a chorrear fuera de mi culo!

–Bésame –le dije levantándole la cabeza para enterrarle mi lengua.

El condón que le había atado alrededor de las pelotas no le dejaba correrse y, así, yo podía jugar con su polla mientras la mía lo penetraba más y más profundamente. Se la acariciaba, suave, más fuerte, la golpeaba contra su vientre. Al mismo tiempo yo jugaba con mi dedo acariciándole el culo, metiéndoselo dentro por debajo de mi polla.

–Ahora te lo voy a agrandar más todavía, ¿sientes mi dedo penetrándote por debajo de mi pija?

–¡Sííííí! –gritó suspirando hasta quedarse casi sin aire en los pulmones. Sobre la almohada, su cara visigoda se movía hacia uno y otro lado, estaba lleno de placer.

Cuando sentí que ya estaba acariciándole la próstata, me invadió un placer casi cruel, y comencé a masajeársela una y otra vez, más y más profundamente. Lo tenía a mi merced, perdido en un paroxismo en el que se mezclaban el dolor y el placer más indescriptibles. Cada vez que se la rozaba con mi polla tiesa como una piedra, José María saltaba como si hubiese metido los dedos en un enchufe. Su cabeza se sacudía casi como si se la hubiesen desarticulado, y sus tobillos se batían como alas sobre mis hombros.

Hubiese querido hacerle tantas cosas al mismo tiempo, follarlo de todas las formas posibles, metérsela en la boca y hacérsela tragar hasta que la sintiera bajándole por la garganta. Sentarme en su cara y dejarle que me chupase bien el culo, metiéndole la lengua desde el huesito dulce hasta las pelotas, que jugara con mi agujero hasta hacerme gritar de placer.

Ya para entonces el sol de la mañana se filtraba entre las cortinas de mi cuarto. Un haz de luz se colaba entre las rendijas y se estrellaba sobre la cama, justo en el exacto lugar donde mi polla se perdía dentro de su culo. Esa visión me inspiró para lanzarme a dar el ataque final, y empecé a clavarlo con más y más fuerza.

–¡Así! ¡Así! ¡Así!

Los sentimientos de José María salían entremezclados, lloraba, reía y casi gritaba. Pero en medio de tanta lujuria descontrolada, me asaltó un lúcido momento de compasión. Al mirarlo, vi también el rostro de un niño desesperado por correrse. Ya no podía seguir negándole por más tiempo ese placer supremo.

Saqué mi dedo que aún estaba dentro de su culo. Le acaricié sus bolas redondas como cerezas, también su polla, blanca y suave. Luego, tomándolo por sorpresa, le desaté el condón que contenía su leche.

–Ahora sí que estarás completo, voy a llenarte el culo de leche –le dije sacando mi polla que salió casi hasta afuera.

La mantuve allí durante un momento y volví a metérsela con ganas, con todas mis fuerzas, hasta que le hice sentir mis bolas golpeando ese culo que llevaría mi marca para el resto de su vida. Al segundo golpe ya no pude seguir conteniéndome, mi leche estaba hirviendo, ya me dolían las pelotas, y me corrí. Sentí mi semen saltando en una furiosa y descontrolada explosión. Empujé una, dos, tres y más veces, mientras le pellizcaba las tetillas endurecidas. Vi que la cabeza de su polla estaba roja, inmensa, casi morada. El asturiano se pajeaba contorsionándose, perdiéndose en su éxtasis y, cuando menos lo esperaba, lanzó un aullido de guerra, y un poderoso chorro de leche saltó de su polla para ir a estamparse contra la cabecera de la cama. La crema empezó a salir de su hermosa pija como un cañonazo. Estoy seguro de que nuestros gritos de placer se podían escuchar hasta en la calle.

Mi joven Pelayo se ahogaba en una sucesión de espasmos cremosos que fueron a dar contra mi pecho, el suyo, mi cara, mi cuello, para terminar goteando sobre las sábanas. Quisiera haber podido limpiar toda esa leche caliente con mi lengua... Y, al mismo tiempo, ¡por Dios!, su culo seguía exprimiendo toda la leche que había en mi polla, más de la que mi mano haya podido nunca sacar en toda mi historia, ¡y eso que he tenido muy buena práctica a lo largo de mi vida! Solté un gemido que me salió de las entrañas, mi estómago se puso rígido, y mis nalgas comenzaron a palpitar hasta que se me cerró el culo, mientras no paraba de llenar el condón con un chorro de leche tras otro.

Creí que iba a desmayarme. Se me nublaron los ojos y, de pronto, me di cuenta de que estábamos bañados de transpiración y de semen. Suavemente, me fui dejando caer sobre mi joven Pelayo. Pasé mis brazos por debajo de su espalda, y dejé que mi aliento cubriera su cuello. Su piel ardía. Quise asegurarme una vez más de que todo había ido bien, de que se sentía tan pleno y satisfecho como yo.

–¿Te gustó?

–¿Que si me ha gustado? Pues, ¡claro que sí! ¡Me ha gustado demasiado! ¡Gracias! ¡Qué placer increíble! ¡Nunca me había sentido así hasta hoy! ¡Es como un sueño!

Después, sin soltarnos, nos quedamos casi dormidos.

Estuvimos así durante un momento casi eterno. Cuando sentí que mi polla estaba escapándose del culo de José María, la sensación me hizo despertar de golpe. Bajé sus piernas de mis hombros y me acosté a su lado. Discretamente, fui quitándome el condón que estaba lleno de leche y lo tiré al piso. Mi joven Pelayo había exprimido hasta la última gota que había en mi polla.

En ese momento recordé que, además de haber echado un maravilloso polvo, estaba también cumpliendo la misión de hacer que mi asturiano viviera una primera follada inolvidable, de transformar lo que pudiera ser un momento de culpa en uno de total gloria.

Antes de volver mi cara hacia la suya, cogí una de sus manos con la mía.

–¿Estás bien? –le pregunté suavemente.

José María apretó mi mano con fuerza y me miró triunfal.

–Ha sido mejor que todo lo que he podido imaginar hasta hoy –respondió con una sonrisa–. Ha sido más de lo que quería que pasara, pero que hasta este momento no sabía cómo iba a ser.

Y después, con ese tono ronco asturiano que me vuelve loco, agregó:

–Eres el más tierno de todos los hombres.

Durante todo ese fin de semana no salimos de mi piso ni un segundo. Por suerte, tenía una buena cantidad de provisiones en la cocina como para no tener que pensar en salir a comer. Lo follé en todas las habitaciones y en cuanta posición pueda uno imaginarse. Nos chupamos las pollas en la terraza, hicimos el sesenta y nueve en la cocina, la puñeta en el comedor y nos comimos el culo en el salón. Por supuesto que no salí con el culo intacto, él también me la metió varias veces, ¡y cómo! A pesar de que he visto demasiadas pollas, ¡él tenía una de las más hermosas que he visto en toda mi vida! Para el domingo por la tarde ya teníamos: ¡las pijas peladas y los ojetes rotos!

Finalmente, llegó la hora en que debía marcharse. Decidí acompañarlo y estar con él hasta el momento mismo de su partida. Fuimos hasta su hotel. Se cambió la ropa. Cuando lo vi desnudo no pude contenerme y volví a follarlo una vez más: él totalmente desnudo y yo vestido, con la polla fuera de mis pantalones. Después de corrernos fui al baño, traje una toalla mojada y lo lavé una vez más, como al principio, cuando aún era virgen. Nos besamos como si estuviésemos listos para repetir toda la experiencia, pero José María miró el reloj, ya casi no quedaba tiempo. Se vistió y preparó su maleta en silencio. Después lo llevé en un taxi hasta la estación de Chamartín. Durante el trayecto cogió mi mano y no volvió a soltarla hasta que llegamos.

En el andén pude ver como iba transformándose una vez más, esta vez se ponía nuevamente su asturiano manto de sobria respetabilidad. La primera vez que lo vi en el Leather Bar estaba borracho por el alcohol. Durante el fin de semana que compartimos estuvo borracho de deseos y lujuria. En cambio, en ese momento, cuando estaba a punto de abordar el tren, era la vida real lo que comenzaba a inundarlo. Madrid pronto quedaría atrás. Llanes estaba solamente unas horas más adelante.

–¿Cuándo volverás a pasar por Madrid? –me animé finalmente a preguntarle.

Él me miró. Sus ojos grises fueron tiñéndose con el color de la tristeza y, al tiempo que negaba sacudiendo la cabeza, respondió:

–No creo. Quizás la compañía me envíe otra vez en unos seis meses, tal vez el año próximo. Quién sabe.

Respiré hondo y tragué una bocanada de saliva amarga.

–Bueno, nene... Entonces..., adiós...

Hubo un minuto de silencio durante el cual nuestras miradas quedaron suspendidas sobre el andén, encontrándose en el aire que nos separaba, a medio camino. Vaciló unos segundos, pero pronto logró recomponer su figura usual de asturiano orgulloso, convencido de que es superior a cualquier otro español porque viene de la cuna de la Reconquista. Pero los dos sabíamos que era sólo una máscara. Sentí como si su pecho fuera transparente y yo pudiese ver su corazoncito partiéndose, deshaciéndose; el frío vidrio del orgullo que se quebraba ante el calor del deseo que aún nos invadía.

Allí, junto al tren, frente a todos esos anónimos pasajeros que viajaban hacia Oviedo, o hacia León, me atrajo hacia él y, con toda su ternura casi de adolescente, me besó en los labios por última vez.

–Adiós... Che, pibe... –dijo con su ronca voz asturiana. Después subió y vi como iba perdiéndose en la oscuridad del vagón.

Me marché del lugar con las manos en los bolsillos y la cabeza gacha, caminando rápido antes de que las ruedas del tren se pusieran a andar.

Ha pasado algún tiempo ya desde aquel atardecer en que el joven Pelayo y yo nos despedimos en la estación de Chamartín. Nunca supe qué fue de la vida de José María Suárez Miranda. No intercambiamos nada para volver a ubicarnos, ni direcciones, ni teléfonos, ninguna seña personal. Para el tiempo en que él hubiese regresado a la zona de Chueca, yo ya estaría de vuelta en Buenos Aires. Dado que vivía en Llanes, su edad y las expectativas de su familia de provincia, probablemente haya terminado casándose. Tal vez tenga hijos ya.

Desde entonces he regresado a Madrid, no una, sino varias veces. Por supuesto, también he tenido muchas aventuras más, no sólo en la capital española, sino también en Buenos Aires y en algunas otras de las ciudades del mundo que he visitado. De vez en cuando, en algún lugar por el que estoy de paso, me cruzo con algunos asturianos e, inmediatamente, los reconozco. Cuando les miro es como si casi pudiera sentirles la piel que, realmente, es diferente a todas las que he tocado. Entonces me acuerdo de aquel ya lejano fin de semana con mi joven Pelayo.

José María Suárez Miranda y yo nunca estuvimos enamorados. Pero durante esas breves cuarenta y ocho horas que compartimos en mi piso de la calle Almagro, nos amamos intensamente. El deseo del uno fue la pasión del otro, y viceversa. Cualquier cosa que le hubiese hecho, él la hubiese aceptado con placer. Y no dudo que yo, de la misma forma que él, hubiera disfrutado de todo lo que él quisiese hacerme sin pensar que pudiera ser algo obsceno o perverso.

Nosotros, los "maricones", somos un grupo raro. A veces podemos ser capaces de disfrutar con las más frívolas crueldades, las más locas venganzas o con las más duras y cortantes respuestas. Aunque, al mismo tiempo, cuando uno de los nuestros está sufriendo, también tenemos la habilidad de poder expresar la más recóndita esencia de lo humano. Más aún, somos capaces de entregarnos totalmente, en cuerpo y alma, inclusive en las volátiles horas de un encuentro anónimo y casual, cuando todo lo que importa es colmarnos y colmar de placer a quien nos acompaña. Todo esto lo digo sin sentir vergüenza alguna. Según mis documentos, soy de nacionalidad argentina, pero el hecho de ser maricón me da la categoría de "ciudadano del mundo".

Sé que nunca podré dejar de recordar con ternura, deseo, pasión, lujuria y, ¿por qué no?, también con un deje de nostalgia, aquel culito virgen de José María Suárez Miranda que, durante un inolvidable fin de semana madrileño, aprisionó mi polla hasta dejarla seca. Mi asturiano. Mi joven Pelayo. Aquella conquista que, durante esos dos días, me reconquistó vez tras vez, tras vez...

Una Noche Mágica en la Sauna Men

Desde que tengo memoria siempre me han gustado los tíos; más aún desde mi primera experiencia sexual a los dieciséis años; en esos tiempos todavía vivía en Bilbao, la ciudad donde nací.

Pero desde aquella primera vez nunca he logrado escapar de uno de mis mayores problemas.

Tengo una polla demasiado grande.

Mis amigos siempre dicen que me quejo de gusto nada más. "¡Oh, qué problema! ¿De qué coño te quejas, tío? ¡Mejor que sobre y no que falte!" Ellos no se dan cuenta de lo difícil que es llegar a echar un buen polvo con semejante polla, a pesar de que casi todos ellos sueñan con rabos como el de Jeff Striker, pero, cuando llega el momento de estar frente a una polla de veintidós centímetros como la mía, que es tan gruesa como un bote de cerveza, invariablemente, se lo piensan dos veces, se asustan, y yo termino quedándome con ganas de follar como Dios manda, y como yo quisiera.

Cuando era un adolescente y nos juntábamos con los chavales para comparar cómo estábamos equipados entre las piernas, todos se quedaban asombrados al ver que les ganaba por tantos centímetros. Desde que empecé a mantener relaciones sexuales, salí del armario y me mudé a Madrid, bueno, qué puedo decir, mi vida erótica ha sido casi como una maldición. Nueve de cada diez veces que ligaba terminaba sucediéndome lo mismo: fuera quien fuese el tío, cuando llegábamos a la cama, siempre terminaba haciéndome una paja, o intentaba follarme; era infalible. Se entretenían mirándomela, jugando, besándomela, pero nunca querían que se la metiese.

–¡Es demasiado grande! –decían– ¡Ni siquiera puedo metérmela en la boca! ¡Ni soñando dejaría que me claves ese mastodonte en el culo! ¡Con ese aparato me partirías en dos!

Y con eso se iban, y yo acababa las noches solo, siempre, mirando al techo, deseando que la próxima vez fuese diferente. Pero nada, la próxima era igual que la anterior; con todos sucedía lo mismo.

Por lo general, los únicos que podían darme una chupada más o menos aceptable eran tíos mayores que yo, los de cuarenta para arriba, o sea los que ya tienen suficiente experiencia y saben tragársela hasta que sienten que la tienen enterrada hasta más allá de la garganta. Lo mismo sucedía cuando quería follar; sólo algunos de ellos me aguantaban sin asustarse, ni lloriquear, ni quejarse como si fuese a empalarlos con mi polla, pero eran pocos los que podían llegar a aguantarla toda.

Desde que era un chaval he sido un romántico incurable; siempre soñé con tener una pareja, un amante. No tengo nada en contra de los tíos de cuarenta años para arriba, al contrario, todos los que he conocido han sido muy buenos, y la mayoría muy guapos, pero yo quería alguno de mi edad, un compañero a quien le gustaran las cosas que me gustan a mí, que disfrutara la misma música, que leyera las mismas revistas y libros, que fuese a los mismos lugares y que también pudiese quedarse despierto hasta cualquier hora, follando o simplemente conversando, y que al día siguiente estuviese lleno de energía para seguir el mismo ritmo.

Y no me puedo quejar. Finalmente, después de muchas frustraciones, llegué a encontrar lo que tanto anhelaba y, no sólo es perfecto en la cama, sino que también es mi amor verdadero. Por suerte, también a él le gusta tanto como a mí hacer el amor por lo menos tres veces al día: por la mañana, durante la siesta y a la noche también.

Nos conocimos de una forma totalmente accidental, fue un encuentro en la oscuridad más absoluta, y esto lo digo literalmente.

Aquella tarde había ido a beber unas cervezas a "La Troje". José –que no sólo es mi camarero favorito, sino también un buen amigo– iba y venía por la barra haciéndome una broma tras otra.

–No entiendo cómo todavía estás aquí, y solo. Ese chico austriaco tan guapo estaba casi implorándote de rodillas que te lo llevaras y le echaras un buen polvo.

Era verdad, el austriaco era muy guapo, todos los que estaban en el bar lo miraban con ganas. Había estado allí tirándome los tejos durante más de una hora. Tenía diecinueve años y parecía un ángel. Lo había conocido la noche anterior en la discoteca "Olimpo", y desde entonces, esta ba tratando de llevarme a su hotel. Casi inmediatamente después de mirarnos y sonreírnos, empezamos a hablar. Luego bailamos y bebimos juntos casi toda la noche. Me gustaba mucho como besaba, era muy tierno y, sobre todo, guapísimo: tenía cabello rubio, lacio y muy suave, y sus ojos eran de un azul muy profundo, con la mirada llena de dulzura. En un momento, cuando estábamos bailando muy juntos, bajó una de sus manos y empezó a acariciarme la entrepierna.

–Tienes una polla grandísima –me dijo sonriendo mientras las mejillas se le coloreaban y agachaba los ojos.

Sólo con escuchar el tono de voz con que pronunció esas cuatro palabras me di cuenta: si me lo llevaba a la cama terminaría sucediendo lo mismo de siempre: mi polla sería demasiado grande para su culito vienés. Después de haber pasado por muchas situaciones similares a ésa, ya tengo la suficiente experiencia como para darme cuenta nada más que por el tono de voz, o por algún gesto, de que el tío no podrá meterse más allá de la mitad de mi polla en la boca, y de que voy a terminar todo mordisqueado, y de que, si intento follarlo, él me dirá que prefiere lamérmela, juguetear y ayudarme a que me corra chupándome los huevos. Y, por más cachondo que estuviese, ese chaval austriaco no era la excepción

Mentí a José, le dije que estaba muy cansado, que había tenido un día demasiado largo y que pensaba irme a dormir solo.

Por supuesto, no me creyó. Aun cuando todavía no había empezado a decírselo, ya sabía que no iba a creerme. Nos conocemos demasiado como para darle gato por liebre.

–¡Íñigo! Eres un gilipollas. ¿Es que no te das cuenta de que solamente aquí hay como una docena de tíos que quieren que te los lleves a la cama? –dijo haciendo una de sus muecas de costumbre.

–Tal vez tengas razón, José –le respondí encogiéndome de hombros–. Pero realmente ha sido un día muy largo. No tengo ganas de sufrir la frustración de costumbre, he tenido demasiado por hoy. Quizá mañana.

Pagué, saludé y me fui. Cuando estuve fuera, metí las manos en los bolsillos, miré hacia los dos lados, y empecé a caminar por Pelayo hacia Gravina. De pronto me di cuenta de lo cachondo que estaba en realidad. No había tenido nada de sexo desde hacía más de una semana y, aunque me había hecho una paja regularmente tres veces al día, sentía que mi polla ya empezaba a necesitar la atención de un cuerpo caliente; mi mano ya no conseguía cubrir sus necesidades habituales.

Casi había llegado a la esquina de Gravina cuando una súbita sensación interior hizo que me detuviera en medio de la calle. Saqué mis manos de los bolsillos y, sin pensarlo dos veces, automáticamente hice un giro de noventa grados, volví sobre mis pasos, y dejé que mis pies me llevaran directamente hasta la puerta de la "Sauna Men". Aunque allí nunca había encontrado el "amor ideal", siempre tuve mucha suerte: sexo anónimo, pero de la mejor calidad, nunca salí decepcionado, y esa noche realmente necesitaba sentir el contacto de otra piel, estaba cachondísimo; no me importaba si el culo que follara era de un tío de veinte o de cuarenta años. En la oscuridad cualquiera puede imaginar que la boca que nos está chupando es la de nuestro modelo preferido, o la de la estrella de cine favorita, o la del chaval al que siempre hemos tenido ganas de follar cuando estábamos en la escuela, o de la de algún chico guapo con el que nos hemos cruzado en la calle la tarde pasada, o al que vimos en algún bar durante la noche. Una vez que metemos la polla dentro de un culo y empezamos a empujar, es fácil dejar que la imaginación –que siempre es uno de nuestros órganos eróticos más poderosos– vuele, y ver al que tenemos abajo como si fuera ese fabuloso novio ideal que sólo existe en la mente, o tal vez como a uno de los modelos alucinantes que vemos en las revistas.

Pagué la entrada, bajé las escaleras, fui a los vestuarios y me desvestí. La sauna estaba bastante tranquila aún, era miércoles y para el lugar todavía era muy temprano, serían, más o menos, las diez de la noche. Tres o cuatro horas más tarde habría hombres desnudos por todas partes, pero a esa hora todavía éramos sólo unos pocos. Mientras me quitaba la ropa, vi pasar cerca de mí a un hermoso espécimen. Tendría mi misma edad, unos veinticuatro o veinticinco años; era totalmente lampiño, su piel parecía tan suave como el culito de un bebé, sólo tenía vello en la entrepierna. No llevaba la toalla envuelta alrededor de la cintura, sino sobre los hombros, y se dirigía hacia las duchas. Era obvio que ya había encontrado y disfrutado lo que había ido a buscar, y que estaba preparándose para irse. Me dio mucho morbo. Estuve tentado de seguirlo, especialmente cuando noté que me miraba la polla esbozando una tímida sonrisa. Pero decidí no ir tras él, a fin de cuentas yo sólo estaba allí para aliviarme un poco, no tenía sentido que perdiese el tiempo poniéndome a jugar al gato y el ratón con un tío que probablemente ya se había dado el gusto.

Me fui hacia uno de los cuartos oscuros y me recosté en una de las colchonetas. Me quité la toalla y empecé a acariciarme la polla, deslizando la mano de abajo hacia arriba, sintiendo como su calor me la iba poniendo tiesa.

Para ser honesto debo admitir que siempre me apetece masturbarme (¡y mucho!); muy despacio, disfrutando cada uno de los movimientos, jugar abriendo y cerrando el capullo, cubriendo y descubriendo la punta de mi polla –que es tan grande y roja como una ciruela madura– y frotarme suavemente el tronco. También me gusta jugar con mis bolas, y con ese punto tan sensible que tengo entre las piernas, y siempre disfruto acariciándome con el dedo el suave anillo que rodea mi culo. Puedo quedarme haciendo todo eso durante horas y horas, casi hasta llegar al orgasmo, después me relajo, dejando que la polla se me afloje un poco, y entonces repito otra vez el mismo proceso. Por supuesto, a mi edad puedo hacerlo cuantas veces me apetezca, aunque me corra, nunca me cuesta ningún esfuerzo volver a empalmarme y empezar de nuevo, ¡tengo leche suficiente para llenar una piscina!

Y así me quedé: recostado, disfrutando de la oscuridad, desnudo, jugando con mi polla, esperando que llegara alguien que se atreviese a calmar mi hambruna de más de una semana.

Pero los minutos corrían y nadie venía. Ya comenzaba a sentirme frustrado. De pronto, me di cuenta que el día había sido demasiado largo. Hacía una semana que estaba quedándome unas horas más después de que todos los empleados se marchaban del estudio porque quería terminar un proyecto en el ordenador. Me sentí mejor porque lo que le había dicho a José antes de salir de "La Troje" no era totalmente una mentira; era cierto, en realidad estaba muy cansado. El cansancio me hizo cerrar los ojos, pero seguí acariciándome suavemente la polla. No creo que me haya quedado totalmente dormido, pero me faltó poco.

De repente, ¡ZAS! algo hizo que me despertara de golpe. Sentí que había una boca alrededor de mi polla que estaba casi tiesa. ¡Y qué boca! Traté de ver quién era el que me la estaba chupando, pero la oscuridad era tan densa que no conseguí ver más que el contorno de su silueta. Además, el tío estaba haciéndolo tan bien que no era fácil poder enfocar mi pensamiento en otra cosa que no fueran las magníficas sensaciones que me subían desde la entrepierna. Quien fuera el que estaba mamándomela, ¡sabía hacerlo como pocos! Su lengua parecía estar totalmente dedicada a disfrutar la punta de mi polla: giraba una y otra vez, deteniéndose sólo para jugar debajo de la piel de mi capullo, y la apretaba con los labios como si fuera un bebé nutriéndose vorazmente en la teta de su madre. Mientras tanto, tenía sus manos en mis bolas; las acariciaba suavemente y después trepaba hasta el tronco de mi polla, poniéndomela más y más tiesa.

No podía creerlo, era una mamada fuera de serie. Pero sabía que, probablemente, en cuanto se diese cuenta del tamaño de mi polla, se asustaría como todos los demás y la noche quedaría en eso, nada más, igual que me sucedía siempre: el tío me masturbaría, mientras me mamaba la punta y jugaba con la lengua alrededor del capullo, y luego se marcharía con la boca llena de leche en busca de otro tío que tuviera un rabo de tamaño normal para que lo follase. Estaba seguro que eso sería todo lo que iba a suceder en nuestro encuentro a ciegas.

Mi polla crecía volviéndose más y más larga; y con cada pasada de lengua iba poniéndose tiesa como una roca. Parecía que el tío hubiese sabido de antemano exactamente lo que debía hacer para volverme loco. Los dos empezábamos ya a jadear suavemente cuando, de pronto, sucedió lo inesperado.

Se detuvo un momento, volvió a acomodar sus labios alrededor de la punta de mi verga y, sin que yo pudiese darme cuenta de lo que estaba a punto de hacer, ¡se la metió entera! ¡Toda mi polla dentro de su boca! ¡De un sólo trago! Mis gruesos veintidós centímetros fueron perdiéndose rápidamente en la cálida humedad de esa caverna oscura. Primero sentí el calor de su garganta, luego me di cuenta de que ya estaba mucho más allá, en un lugar al que mi polla nunca había llegado hasta ese momento ¡Y la mantenía dentro sin siquiera ahogarse! ¡Nunca me había sucedido algo semejante! La sensación era indescriptible. Con sus músculos hacía algo totalmente alucinante: los comprimía y luego los dilataba provocándome temblores que me recorrían desde los pies hasta la cabeza. Pensé que en cualquier momento comenzaría a tragarme entero. No podía creer lo que estaba viviendo; nadie, ni siquiera los más expertos cuarentones con los que había estado, me habían hecho sentir algo semejante. ¡Era como si una boa constrictor me estuviese devorando la polla!

Después, muy lentamente, fue sacándosela de la boca. Levantó la cabeza durante un instante, respiró profundo y empezó a darme el placer más grande que pudiese recordar: sus labios subían por mi polla acariciándome la piel hasta casi sacársela de la boca y, sin perder un solo segundo, volvía a tragársela hasta que su labio inferior me rozaba los huevos. Una vez tras otra, arriba y abajo, sin parar ni siquiera para tomarse un respiro.

No podía salir de mi asombro. Me sentía en un estado de éxtasis absoluto. Bajé una de mis manos y acaricié la cabeza de este tío anónimo que en la más cerrada oscuridad estaba adorando mi polla con un fervor casi religioso. La chupaba con devoción, sin tener arcadas, ni ahogarse, ni tampoco mordérmela. Podía sentir cómo la punta le rozaba el paladar y cómo después usaba su garganta de oro para incitar a mi leche, mientras que su lengua se movía mágicamente. Yo jadeaba y gemía. Estaba enteramente entregado a esa boca única en el universo. Mi frenesí era tal que si no me controlaba un poco me podría haber corrido en cualquier momento. Pero no iba a hacerlo, tenía que controlarme porque quería más, aunque sólo me diera la boca.

Cuando sus labios abandonaron mi polla, ¡creí que iba a echarme a llorar! Se arrodilló entre mis piernas, se agachó y empezó a chuparme los testículos; primero los cubrió con saliva, luego se metió uno en la boca, lo saboreó durante unos segundos, lo dejó, y puso sus labios sobre el otro, después se tragó los dos juntos. Podía sentir como rodaban de un lado a otro dentro de su boca, mientras que, al mismo tiempo, no dejaba de masajeármelos con la lengua. Mi polla latía y golpeaba su cara, la tenía totalmente tiesa y goteaba lágrimas preorgásmicas. Luego, fue levantándome las piernas mientras su boca bajaba por mi entrepierna hasta que la lengua encontró el agujero de mi culo. Empezó a jugar haciéndola girar, explorando cada una de sus partes, clavándola y chupando con tal fuerza que creí que iba a sacarme el intestino hacia fuera. Pero, en ese momento, él podría haberme hecho cualquier cosa que quisiese; el placer que estaba dándome era tan grande que no me importaba nada.

Podía oír como suspiraba cuando su lengua recorría mi raja desde un extremo al otro, besándome el culo y chupándomelo sin descanso. Me costaba creer que este tío fuera real. Su boca era simplemente mágica y adoraba cada una de mis partes más privadas como jamás nadie lo había hecho.

Quien fuera el que estaba chupándome tan bien, me tenía totalmente subyugado, me transportaba a otro mundo, a uno al que siempre había querido llegar, pero al que nadie podía indicarme cómo ir.

De pronto, sentí una necesidad que no pude reprimir: bajé las piernas, lo cogí los sobacos y empecé a subirlo hasta mí. Su lengua fue trazando un sendero sobre mis huevos, mi polla, mi ombligo, mi pecho, y después tuve su cara enfrente de la mía, y lo besé, lo besé como si nunca antes hubiese besado, con una pasión que jamás había logrado expresar hasta entonces. Lo giré hasta que quedé arriba de él, con la polla clavada entre sus piernas, y lo abracé con todas mis fuerzas.

–¡Eres increíble! –murmuré en su oído entre beso y beso–. ¡Totalmente increíble!

–Tú tienes la mejor polla que he visto en todo Madrid, es única... Quiero sentirla dentro de mi culo, ¡Fóllame! ¡Te lo ruego, fóllame!

Era la primera vez que escuchaba esas palabras, sonaban como una música celestial que penetraba mis oídos; no sólo el tío se podía tragar mis veintidós gruesos centímetros sin ningún problema, como si su boca fuese de goma, sino que además: ¡me rogaba que se la enterrara en el culo!

–¿Tienes un condón? –le pregunté recordando que por primera vez me había olvidado de traer los míos.

–Sí, pero los tengo con mi ropa. ¿Quieres que vayamos a buscarlos juntos? Después podemos ir a una de las cabinas, aquí ya empieza a haber mucha gente, y no quiero tener que compartirte con nadie –respondió casi sin aliento.

Nos levantamos al mismo tiempo, pero no podíamos dejar de tocarnos. Él también estaba empalmado; tenía una buena polla, de un tamaño perfectamente respetable. En la oscuridad podía sentir la suave piel de su culo firme y redondo. Nos quedamos abrazados un momento más. Mi dedo fue bajando por su raja y jugaba con su agujero tierno y sediento de polla. Empezamos a caminar. No podíamos dejar de besarnos; los pies se nos enredaban casi haciéndonos tropezar.

Finalmente, cuando estuvimos en los vestuarios, pude verle la cara. No podía creerlo, ¡era el mismo chico de piel aceitunada y lampiña que había visto al llegar! Evidentemente era mi día de suerte. Mis ojos saltaban de sus órbitas, era más hermoso que cuando lo había visto por primera vez.

Cuando estuvimos enfrente de su armario, sacó la llave que tenía colgada de una cadenita que llevaba alrededor del cuello y lo abrió. Buscó en el bolsillo de sus pantalones y encontró, no uno, sino cuatro condones y, además, un tubo de Body Ars Gel. ¡Venía bien preparado el chaval! Y, ciertamente, iba a necesitarlo, y mucho...

–¿Estás seguro de que quieres que te folle, no? –le pregunté, susurrándole al oído, mientras mis manos, cruzadas sobre su pecho, le acariciaban los pezones.

–Sí. Quiero que me folles. Mucho –sonrió tímidamente, casi sonrojándose, como si nunca alguien le hubiesen hecho una pregunta semejante, como si fuese la primera vez. Mi polla estaba medio baja, pero, al oírle decir esas palabras, y con ese tono casi adolescente, empecé a empalmarme otra vez.

Le hice girarse y quedamos con las caras pegadas, sintiendo que el calor de nuestro aliento y el de la respiración nos bañaba los labios.

–Te follaré cuantas veces me lo pidas. Sería capaz de echarte diez polvos seguidos sin sacarla ni una sola vez de tu culito. Pero antes quisiera saber tu nombre.

–Me llamo Javier. ¿Y tú? –contestó sonrojándose aún más que antes.

–Íñigo.

–Tienes un nombre muy bonito: Íñigo, muy masculino. Por favor, Íñigo, ¡fóllame! ¡Necesito sentirte dentro de mí! ¡Ya mismo! –las palabras le salían trenzadas entre los suspiros.

–Te lo prometo, no te follaré sólo una vez, sino muchas, demasiadas veces te follaré –le dije sonriendo mientras le besaba la punta de la nariz.

Lo aferré con más fuerza que antes y volví a besarle en la boca, en las orejas, en el cuello, en el pecho, en los pezones. Javier resoplaba como un caballo agitado. Tenía toda la piel erizada, evidentemente era muy sensible al tacto y a la lengua. Aunque era más bien bajo y delgado, tenía buenos músculos y estaba bien proporcionado, pero no por pasarse días enteros en el gimnasio: lo que tenía era suyo, natural, como todo en él.

Temí que el entusiasmo inicial se le disipase. ¿Sería capaz de aguantar toda mi polla dentro de ese hermoso culo redondito y mullido? La pregunta no dejaba de torturarme.

–Si no empezamos a movernos pronto te follaré aquí mismo –le dije.

Él rió. Cogió mi polla como si fuese una cadena de perro, y así empezamos a caminar hacia las cabinas. Entramos en una. Cerramos la puerta y nos besamos apasionadamente.

–¿Puedo chupártela otra vez? –preguntó tímidamente.

–Sólo un poquito –le respondí sonriendo y abriendo los ojos muy grandes– Si me la chupas demasiado me correré en tu boca y no quiero, quiero correrme cuando la tenga dentro de tu culo.

–No te preocupes, sólo te la chuparé un poco, hasta ponértela bien tiesa, después me follarás.

–Ven –aferré sus nalgas con mis manos y fui acostándole sobre mí, sin soltarlo. Lo empujé hacia abajo hasta que su cara quedó confrontada con mi polla–. ¡Chúpala como sólo tú sabes hacerlo! ¡Es toda tuya!

Sin pensarlo dos veces, Javier se tragó mi polla haciéndome sentir como pasaba por cada una de las partes de su boca, hasta que me di cuenta que otra vez la tenía más allá de la garganta. Fue como una descarga eléctrica que iba recorriéndome cada uno de todos los poros del cuerpo. Mis músculos se contorsionaban de placer.

Pero no quería ser egoísta, sentí que en ese momento me tocaba a mí hacer también algo por él. Sin que me soltara la polla, hice que se girase, y su culo suave, firme y aceitunado quedó frente a mi cara. Separé sus nalgas con mis manos y fui acercando la lengua hasta su agujero palpitante y ansioso.

Eso le volvió totalmente loco. Su boca entraba y salía de mi polla con una fuerza inusitada; cuanto más profundo se la clavaba en el agujero, su cabeza se sacudía más salvajemente. Hacía poco que se había bañado, todavía tenía el perfume del jabón alrededor del culo, y la mezcla de éste con sus aromas naturales me ponía frenético. Forzaba mi lengua en su estrecho agujero lo más hondo que podía. Se lo cubría con la mayor cantidad de saliva que mi boca pudiera producir; quería lubricárselo lo mejor posible y prepararlo para todo lo que vendría muy pronto. Después de todo, yo no tenía la seguridad de que él supiese claramente lo que le esperaba.

Retiré mi boca y lentamente fui penetrándolo con el dedo índice. ¡Jolines! En ese momento me di cuenta de lo estrecho que era ese agujero. Empecé a sentirme invadido por la frustración de costumbre. Estaba seguro de que sucedería lo mismo de siempre: ese culito tan cerrado nunca podría aguantar ni el grosor ni la longitud de mi polla. Javier estaba tan cerrado como si todavía fuese virgen.

–¿Javier, cuál es la posición más cómoda para ti? –le pregunté con la mayor de las ternuras (y de las inseguridades) que podía caber dentro de mí.

–¡De la manera que a ti más te guste, no importa! Mi placer más grande es saber que te hago gozar. No me importa cómo lo hagas, ¡sólo quiero ser tuyo! ¡Fóllame, por favor!

Le hice ponerse a cuatro patas; después, para que el culo se le abriera bien, con mis manos apoyadas sobre sus hombros, lo empujé hasta que su pecho quedó apoyado contra el colchón. No podía creer lo que estaban viendo mis ojos: Javier era fatalmente sexy, era la imagen soñada hecha realidad; se había separado las nalgas con las manos; eran más blancas que el resto de su piel aceitunada, no tenían ni siquiera un lunar, sólo las separaba su profunda raja y un velo de vello que rodeaba ese estrecho agujero rosado que parecía lanzarme guiños.

Primero se lubricó bien con su saliva, luego cogió el tubo de Body Ars Gel, y me lo pasó. Traté de ponerle la mayor cantidad posible.

–¡Fóllame! ¡Por favor! ¡Quiero sentirte ya mismo! ¡Quiero tener toda tu polla dentro de mi culo!

Por un momento dudé: no sabía si debía hacerlo o no. Estaba embriagado de deseo, y allí abajo tenía a ese chaval, de quien sólo conocía el nombre, su habilidad y su belleza, implorándome que le clavara mi enorme polla. No quería lastimarlo, me gustaba demasiado para hacerlo sufrir, pero tampoco quería herir sus sentimientos.

–Es muy grande, te follaré muy lentamente. Si te hago daño me lo dices y te la saco de inmediato –doblándome sobre su espalda le susurré en el oído mientras lo mordisqueaba.

–No, no, sé que no me lastimarás –suspiró Javier– Quiero que me la metas toda al mismo tiempo –replicó meneando las caderas como una culebra–. ¡Toda! Por favor, quiero sentirla toda junta.

Me cubrí la polla con uno de los condones. Durante un instante, dudé, pensé que Javier era demasiado inexperto y no sabía a lo que estaba exponiéndose. Pero no podía resistir la tentación, ¡me moría por poseerlo! Nunca antes alguien me había pedido con tanta ansiedad que le clavara mi mastodonte. Me lubriqué bien y, nada más apoyar la punta de la polla en el agujero, Javier empezó a temblar.

–¡Oh, sí! ¡Métemela toda! ¡Quiero sentirla bien hondo! ¡Házmela sentir bien, Javier! –sus palabras sonaban como el ronroneo de un gato en celo.

Empecé a empujar con un poco de temor. Lo último que hubiese querido hacer era lastimar ese culo que se abría deseoso de que lo penetrase. Parecía tan joven, tan virginal, tan frágil. Ya tenía la mitad de la punta dentro y, desde mi posición, podía ver como los labios del culo se le iban abriendo para acogerme. Le escuché tragar una gran bocanada de aire y sentí que comprimía las paredes del culo con mucha fuerza, como si quisiese expulsar mi polla.

De pronto levantó un poco el culo y fue acercándolo hacia mí y, sin que yo hiciese nada, mi polla empezó a desaparecer dentro de ese glorioso agujero. ¡Él mismo se la enterró entera con un solo y suave movimiento de nalgas! Yo no podía salir de mi asombro, me había dejado con la boca abierta. ¡Jamás había visto algo semejante! Ni siquiera podía moverme, creí que estaba soñando. Sus nalgas rozaban mi entrepierna. Ese culo que parecía tan frágil se había tragado mis veintidós centímetros de polla con la misma facilidad que lo había hecho su garganta. ¡Era increíble!

–¡AHHH! –gimió Javier mientras apretaba el culo con más y más fuerzas contra mí–. ¡Sí! ¡Sí! ¡Sí! ¡Esto era lo que tanto quería! ¡Nunca antes encontré un hombre que me hiciera sentir tan completo y tan lleno de polla!

Después fue él quien realmente empezó a follarme, moviéndose hacia atrás y hacia delante, enterrando y desenterrando mi polla en su maravilloso culo. Su cuerpo temblaba desbordado por el placer más lujurioso que podemos sentir los hombres. Javier desplegaba una inmensa constelación de talentos sexuales con los que yo jamás había soñado; contraía y dilataba los músculos, y sacudía las nalgas de un lado a otro de tal forma que nadie pudiera haber negado que estaba totalmente borracho de placer.

No puedo dejar de repetirlo: jamás había experimentado las sensaciones que estaba viviendo en esa cabina de la Sauna Men. Mi polla se sentía como si nunca antes hubiese entrado en un culo, todos los placeres pasados desaparecían de mi memoria cubiertos por el gozo increíble que Javier me hacía vivir. Estaba tan excitado que sentía escalofríos recorriéndome la espalda. Cada vez que él se movía, yo vivía una nueva experiencia, placeres que hasta entonces desconocía totalmente.

Finalmente logré salir de mi asombro. Me hice con el control de la situación y empecé a follarlo lo mejor que podía hacerlo. Enterraba la polla hasta hacerle sentir los huevos golpeándole las nalgas, se la hacía sentir raspándole la próstata, como si fuesen puñaladas rápidas y profundas. Después la sacaba entera y volvía a meterla casi violando ese culo maravilloso una y otra vez; dos, tres, cinco, ocho docenas de veces. Javier se contorsionaba descontrolado, disfrutando cada cosa que le hacía.

–¡Oh, sí! ¡Oh, sí! ¡Oh, sí! ¡Más! ¡Más! ¡Quiero más! ¡Quiero que me folles hasta que tenga que rogarte que me la saques!

No pude contenerme, caí sobre él, aplastándolo contra el colchón, y se la clavé más profundamente todavía, era como si quisiera meter mi cuerpo entero dentro de él. Javier ahogó un grito en su garganta. Yo entraba y salía enloquecido; sentía que hasta las plantas de los pies me transpiraban. Él se movía hacia un lado y hacia el otro y se esforzaba tratando de levantar el culo hasta donde el peso de mi cuerpo le permitía levantarlo.

–¡Oh, Íñigo! ¡Te amo! ¡Te amo! ¡Te amo! –susurró ahogando un grito.

Justo en el momento en que escuché que decía esas palabras que no esperaba oír, sentí que mi polla explotaba como un géiser lanzando litros de leche, más que todo lo que me había corrido en mi vida.

–¡Te amo, Javier! ¡Yo también te amo! –dije abrazándolo entre gemidos y jadeos.

Esa noche usamos los otros tres condones que había traído Javier en el bolsillo de su pantalón. Nos quedamos en la Sauna Men toda la noche. Alrededor de las seis de la mañana lo invité a mi piso. Nos vestimos y salimos a la calle. Madrid aún dormía. Cerca de las nueve y media llamé a mi estudio y les mentí, dije que no iría a trabajar porque tenía una fiebre muy alta. No dijeron nada, pero por el tono de voz me daba cuenta de que estarían rabiosos por mi ausencia, pero no me preocupé en absoluto, en esos momentos lo único que me importaba era Javier.

Desayunamos algo y después volvimos a follar otras tres veces más a lo largo de la mañana.

Cada vez más lento y con más amor que pasión. Usando las lenguas y los dedos, fuimos explorando todos los lugares secretos de nuestros cuerpos. Le chupé la polla y él clavó su lengua en mi culo peludo. Javier me folló una vez y, aunque por lo general no soy muy pasivo, disfruté mucho sintiéndolo dentro de mí. Pero incluso esa vez, en el mismo momento en que se estaba corriendo dentro de mi culo, me imploraba que volviera a metérsela. A Javier le encanta que le folle.

Finalmente, ya exhaustos, nos quedamos dormidos toda la tarde. Esa noche fuimos a cenar al "Marsot", y allí empezó a contarme cosas de su vida y de cómo había aprendido a ser tan buen amante.

–Soy gitano porque mi madre es gitana; mi padre es francés, pero nunca le entendí muy bien, ni a él ni a su cultura. Nací en Sevilla, pero nos mudamos cuando tenía tres años y por eso me crié en el pueblo de mi padre, una pequeña ciudad cerca de Toulouse. Allí siempre me sentí fuera de lugar. Te imaginas: extranjero, de piel oscura, gitano para colmo y, por supuesto, como si todo eso no fuese suficiente, cuando llegué a la adolescencia me di cuenta de que era gay. Ya sabes, "pueblo chico, infierno grande", tuve que andar siempre con mucho cuidado. La única persona con la que mantuve relaciones sexuales fue nada menos que con el jefe de policía del pueblo: casado y encima con dos hijos casi de mi misma edad, ¡y con una polla casi tan grande como la tuya!

Él me contaba su historia y yo no podía dejar de mirarlo fascinado, cuanto más lo conocía, más me gustaba: su rostro, sus manos, sus ojos, su piel, su culo, en fin, todo.

–Por supuesto que ésa era una relación sin ningún futuro para mí, puro sexo, nada más, él era quien tenía las mayores ventajas. Tan pronto como cumplí dieciocho años, el pueblo empezó a sofocarme y me vine a vivir a Madrid. Desde que llegué he tenido algunas relaciones, pero ninguna ha durado más de dos o tres meses. Siempre he soñado con un tío como tú, que tuviera una polla aún más grande que la del jefe de policía, de mi misma edad, con gustos similares a los míos. Pero hasta anoche nunca encontré nada parecido. Cuando te vi en los vestuarios de la Sauna Men, te miré, porque lo primero que me atrajo fue tu cara, ¡eres guapísimo! Pero, después, mis ojos enfocaron inmediatamente tu entrepierna, y pensé "seguro que este tío tiene todo lo que yo necesito para ser feliz" –Javier sonrió tímidamente y agregó:

–Y ahora sé que, no sólo en la entrepierna, lo tienes.

–¡El jefe de policía te ha educado muy bien! –le dije sonriendo.

–No puedo quejarme, él fue siempre muy bueno conmigo, no quería perderme: no sólo porque estaba muy enamorado de mí, sino también porque su mujer era insoportable, una de esas que se pasan el día metidas en la iglesia, nunca le daba chocho, y después de que empezó a follar conmigo, ¡el pobre tampoco quería que se lo diera! prefería mi culo. Pero yo no nací para ser un amante secreto, yo quiero amar y ser amado como merezco y al aire libre, yo quiero ser feliz...

Nos quedamos mirándonos, perdidos el uno en los ojos del otro. Cogí su mano sobre la mesa y la aferré muy fuerte.

–Me hace mucha ilusión haberte conocido. Eres un chico excepcional, no sólo porque follas y chupas como los dioses, me gusta lo que veo en ti.

–Es increíble y a la vez maravilloso, yo siento lo mismo que tú, Íñigo –respondió agachando la cabeza para besarme los dedos.

Todo eso sucedió hace ya un año, doce meses de felicidad continua. Muchas veces lo pienso y no puedo creer la suerte que he tenido, a Javier le sucede lo mismo. Al día siguiente de habernos conocido, le pedí que se mudara a mi piso, él aceptó sin dar ningún rodeo y, desde entonces, no nos hemos separado un solo segundo. Siempre me dice que tengo la polla más grande de todo Madrid, y yo no me canso de repetirle que nadie puede igualar los talentos ni de su culo ni de su garganta. En todo el tiempo que hemos estado viviendo juntos, nunca nos privamos de hacer el amor de las formas más inusuales. Estando juntos hemos descubierto muchas otras cosas que antes jamás hubiéramos pensado que se podían llegar a hacer, pero eso prefiero reservármelo para contarlo en alguna otra ocasión.

En este momento, mientras estoy escribiendo desnudo enfrente del ordenador, Javier está arrodillado debajo de la mesa, haciéndome cosquillas con la lengua en los huevos. Mi polla crece por segundos... Mañana tengo que estar muy temprano en mi estudio, pero Javier insiste en que esta noche tiene que chuparme y que luego debo follarlo.

Será una noche como todas... ¡muy larga!

Unas palabras más:

En los últimos años he publicado varios volúmenes de poemas, de ficción, de crítica literaria y, hace unos pocos meses, apareció mi novela *La historia de las panteras y de algunos de los animales conversos.* Éstos son, por usar una frase convencional, "libros muy serios", "literatura pura", "para el gran público".

Todos sabemos que el seudónimo tiene una larga e ilustre historia, no sólo cuando un autor serio, como yo, decide escribir una historia "verde", sino también cuando él o ella se lanza a un género, o un subgénero, diferente del que regularmente practica: misterio, ciencia-ficción, romance o cualquier otro de ellos. Durante algún tiempo he jugado con la idea de esconderme bajo algún nombre inteligente que pudiese inventar: un anagrama de mi propio nombre, Dino Basalvo, o la unión de varios nombres de homosexuales famosos, como Federico Mújica Salinas, o tal vez de in-famosos homófobos, Francisco Camilo Torquemada, por ejemplo. Pero, de acuerdo con mis principios, el uso de un seudónimo podría implicar algunas cosas que realmente me molestan. Con tal actitud estaría indicando que estos relatos son, de algún modo, inferiores al resto de mi obra, no sólo en la escritura misma, sino también en los temas y en lo que intentan provocar en la imaginación del lector. Pienso que ya ha llegado el momento de que empecemos a desdibujar las tradicionales nociones que establecen que apelar a los sentimientos sexuales del lector es una actitud inevitablemente menor que la de apelar a los así llamados sentimientos "nobles", que hacerlos empalmar mientras están leyendo es un objetivo menos admirable que provocar la risa o el llanto.

Mi deseo es que en estas páginas los lectores hayan encontrado, junto con la estimulación erótica, elementos destacables en las tramas de los distintos relatos que acaban de leer, en la caracterización de los personajes, en la filosofía y en las meditaciones sobre las realidades sociales que, debo admitir, muchas veces no son una presencia detectable en este tipo de ficción. Aunque, si algún lector no hubiese hallado nada de eso en las páginas de este libro, en fin, no puedo hacer nada más que conformarme con saber que por lo menos lo han leído. Si otros lectores sólo se interesaron por las partes "verdes", tampoco pondré objeciones a que así lo hayan hecho. Finalmente, el placer erótico es el propósito de quien lee ese tipo de textos.

De todas formas, quizá la finalidad más importante en la que puedo pensar en estos momentos sea la de lograr que otros escritores consigan también -de una vez por todas- abandonar sus reservas acerca de provocar el placer sexual entre sus lectores, la de establecer que ese deleite no se diferencia en nada del acto autoral de fomentar el hambre detallando una comida o el deseo de visitar Estambul tras leer una vívida descripción de esa ciudad del Bósforo.

Ni Catulo, ni Ovidio, ni Bocaccio, entre otros, tuvieron ningún tipo de reservas al respecto. Mientras entramos, no sólo en un nuevo siglo, sino también en un nuevo milenio, pienso que ya es hora de que dejemos de tener vergüenza de nuestros cuerpos, de nuestros deseos carnales, de nuestros impulsos eróticos. Ya es tiempo de que empecemos a celebrarlos, en nuestra vida real y también en nuestra literatura.

O. Sabino

Detroit - Madrid, 13 de Junio de 1999

INDICE